护理学理论与手术护理应用

夏述燕 等 主编

汕头大学出版社

图书在版编目（CIP）数据

护理学理论与手术护理应用 / 夏述燕等主编． -- 汕
头：汕头大学出版社，2023.2
ISBN 978-7-5658-4939-8

Ⅰ．①护… Ⅱ．①夏… Ⅲ．①护理学 Ⅳ．① R47

中国国家版本馆 CIP 数据核字（2023）第 023805 号

护理学理论与手术护理应用
HULIXUE LILUN YU SHOUSHU HULI YINGYONG

主　　编：夏述燕　等
责任编辑：黄洁玲
责任技编：黄东生
封面设计：刘梦杳
出版发行：汕头大学出版社
　　　　　广东省汕头市大学路 243 号汕头大学校园内　　邮政编码：515063
电　　话：0754-82904613
印　　刷：廊坊市海涛印刷有限公司
开　　本：710mm × 1000mm　1/16
印　　张：11.25
字　　数：195 千字
版　　次：2023 年 2 月第 1 版
印　　次：2023 年 4 月第 1 次印刷
定　　价：128.00 元
ISBN 978-7-5658-4939-8

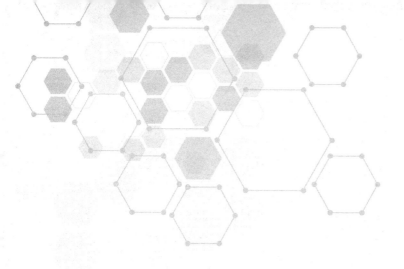

前　言

　　护理学是一门研究如何诊断和处理人类存在的或潜在的健康问题的学科。随着医学科技的进步与发展，生活水平的提高，人们对医护服务的要求也不断提升。对于护理学科的发展而言，正是机遇与挑战并存的时刻。护理学的相关理论基础及更多人性化的护理方法技术层出不穷。外科手术所涉及的范围、领域也逐渐加深扩展。这也对手术室护理人员专业知识的掌握提出了严峻考验。面对更替推出的新仪器、新器械及新的手术方式，手术室护理人员只有熟练、严格掌握专业方面的知识，才能更好地服务于患者。

　　本编委会鉴于护理学近年来的进展，为了更好地提高临床医务人员的护理水平，特编写此书，为广大临床医务人员提供参考。

　　本书主要介绍了常用护理内容规范、护理文书书写规范、护理职业防护规范、手术室基本操作技术、手术中急危重症护理技术、胸腔镜手术护理配合过程、普外科腹腔镜手术护理配合过程、泌尿外科腹腔镜手术护理配合过程等内容。本书紧扣当前医学发展形势和客观需求，内容丰富、翔实，图文并茂，有较强的实用性和可操作性，可作为手术护理工作规范和标准的参考书。

　　由于编写时间仓促，编者水平有限，受所在医院医疗、护理水平的限制，书中还有许多不够完善的地方，恳请阅读本书的手术室护理同仁批评指正。

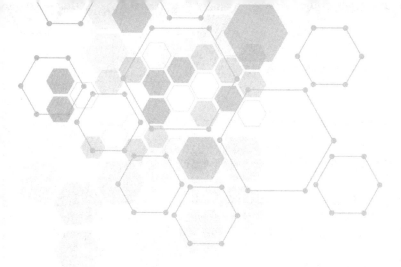

目　录

第一章 常用护理内容规范

第一节 护理程序

随着医学模式的转变，人类的健康问题更加复杂，用现代整体的观念指导护理工作，采用有逻辑的、科学的工作方法，可以帮助护理人员为护理对象提供科学的、高质量的健康照顾。因此，作为一名护理人员，必须掌握科学的护理工作方法，更好地为护理对象服务。

护理程序是现代医学模式、护理学发展到一定阶段后，在新的护理理论基础上产生的，是护理工作中科学的工作方法，使护理人员在准确把握护理对象的健康问题的基础上，实施有目的、有计划、系统的护理活动，满足护理对象的健康需要，使护理对象达到最佳的健康状况。

一、护理程序的概念

护理程序是护理人员以促进和恢复护理对象的健康为目标所进行的一系列有目的、有计划的护理活动，是一个综合的、动态的、具有决策和反馈功能的过程，对护理对象进行主动、全面的整体护理，使其达到最佳的健康状况。护理程序是一种科学地确认问题、解决问题的工作方法和思想方法。

护理程序由5个步骤结合而成，即护理评估、护理诊断、护理计划、护理实施、护理评价。护理程序虽然在文字上分为5个明确的阶段，但是在实际工作中，它们相互影响、彼此依赖，因而是不可分割的。它们有各自的功能作用又相互关联，达到一个共同目标，即增进或恢复护理对象的健康。这种循环模式贯穿从患者入院开始直至出院（或转院、转科或死亡）的整个过程中。

二、护理程序的特点

护理程序是以增进和恢复护理对象健康为目标所进行的一系列护理活动，因此具有以下特点。

（一）目标性

在护理实践中，应用护理程序目的是满足护理对象生理、心理及社会等方面的整体需要，为其提供高质量的护理服务，使其达到最佳的健康状况。

（二）个体性

护理人员在运用护理程序时，主要根据护理对象的具体情况和需求确定护理问题，从而制订护理计划，提供个体化的护理服务。

（三）互动性和协作性

护理程序的运用应以护理人员、患者、家属及其他医务人员之间相互沟通、相互信任、相互协作为基础，以便全面满足护理对象的需求，保证护理质量。

（四）科学性

护理程序是在一定的理论指导下形成的一种科学的工作方法，不仅体现了现代护理学的理论观点，还应用了相关学科的相关理论，在实践中具有指导意义。

（五）动态性和循环性

护理程序的5个步骤并非局限于某一特定时间，而是随着服务对象反应的变化，不断地重复使用，随时改变护理对策。

（六）普遍性

护理程序作为一种系统的、科学的工作方法，适用于任何场所、任何护理对象。无论其工作场所是医院、家庭病房、社区诊所还是其他健康机构，无论其服务对象是个人、家庭还是社区人群，护理人员都可应用护理程序进行有组织、有目的、有计划的护理活动，从而提高整体的护理质量和水平。

第二节　护理评估

护理评估是护理程序的开始，是护士通过与护理对象交谈、观察、护理体格检查等方法，有目的、有计划、系统地收集护理对象的资料，为护理活动提供可靠依据的过程。评估的准确与否直接影响护理诊断的确定、护理计划的制订和实施，影响护理目标的实现。在护理程序实施过程中，护士应对护理对象随时进行评估，以便及时确定病情进展情况，发现患者住院期间出现的新问题，及时调整护理计划。因此，护理评估贯穿整个护理过程之中。

一、收集资料

（一）目的

第一，收集护理对象健康状况的基础资料。

第二，为确定护理诊断、制订护理计划、评价护理效果提供依据。

第三，为临床提供信息。

第四，为护理科研积累资料。

（二）内容

1.护理对象的一般资料

护理对象的一般资料包括姓名、年龄、性别、民族、职业、文化程度、家庭住址、宗教信仰、婚姻状况及个人爱好等。

2.现在健康情况

现在健康情况包括现病史、主要病情、日常生活规律及自理程度、护理体格检查情况等。

3.既往健康情况

既往健康情况包括既往史、过敏史、传染病史、家族史等。

4.心理状态

心理状态包括一般心理状态、对疾病与健康的认识、应激水平与应对能力、个性倾向性、性格特征等。

5.社会方面

社会方面包括主要社会关系及密切程度、社会组织关系与支持程度、工作学习情况、经济状况与医疗条件等。

6.体格检查结果

体格检查结果包括生命体征、身高体重、各系统的生理功能及认知感受形态。

（1）神经系统

神经系统检查结果包括意识状态、定向力和语言能力。

（2）皮肤黏膜

皮肤黏膜检查结果包括皮肤的颜色、温度、干燥程度、弹性、完整性，伤口外观，眼睛及口腔黏膜等。

（3）呼吸系统

呼吸系统检查结果包括呼吸节律、频率，有无呼吸困难及咳嗽、咳痰情况，呼吸方式及呼吸音是否正常。

（4）循环系统

循环系统检查结果包括心率，心律，心音，有无杂音，组织有无水肿、脱水及足背动脉搏动情况。

（5）消化系统

消化系统检查结果包括有无消化道症状，如恶心、呕吐、腹痛、腹胀等反应，腹部有无肌紧张、压痛、反跳痛，有无引流管、造瘘口及引流液的颜色、性状和量的变化等。

（6）生殖系统

生殖系统检查结果包括月经周期及月经量是否正常，外阴、阴道及乳房有无异常，性生理及心理情况，等等。

（7）肌肉骨骼系统

肌肉骨骼系统检查结果包括骨骼发育情况、活动能力、活动耐力、步态等。

（8）认知感受形态

认知感受形态检查结果包括服务对象的感受性，如有无疼痛、眩晕、麻木、瘙痒等；感觉（如视觉、听觉、嗅觉、味觉、触觉）有无异常等；认知过程（如思维活动、记忆能力等）有无障碍等。

7.辅助检查结果

辅助检查结果包括护理对象最近的各种检查结果报告，用来了解病情变化情况。

（三）来源

1.护理对象

护理对象是资料的直接来源，也是资料的主要来源。只要护理对象意识清楚、情绪稳定，又非婴幼儿，就可以通过观察、交谈及体格检查的方法获取健康资料。

2.与护理对象相关的人员

护理对象的家属、同事、朋友等相关人员常能提供重要资料，尤其是在护理对象无法提供资料的情况下，如语言障碍、意识不清、智力不全及精神障碍等，常需要从与护理对象相关的人员处获取资料。

3.其他医务人员

其他医务人员包括医师、营养师、化验师、药剂师及其他护士等，他们都可以提供资料。

4.病历及实验室检查报告

病历及实验室检查报告包括患者既往病史记录及辅助检查资料。

5.医疗护理文献资料

医疗护理文献资料包括可为患者病情的判断、治疗和护理提供理论依据的医学、护理学及其他相关学科的文献。

（四）种类

1.主观资料

主观资料，即护理对象的主诉，包括对疾病的感觉、态度、愿望及需要等内容的描述，是通过与护理对象及相关人员交谈获得的资料，也包括亲属的代述，如恶心、眩晕、疼痛、软弱无力等主观资料。

2.客观资料

客观资料是指护士通过观察、体检及借助医疗仪器检查所获得的资料,如护理对象的身高、体重、血压、面色苍白情况、呼吸困难情况等资料。

(五)方法

1.观察

观察是护士运用自己的感官、知觉获取资料的方法。护士接触患者就意味着观察的开始。除了观察患者的症状、体征及精神状态,还需注意观察患者的心理反应及所处的环境状况,以便发现一些不明显的、潜在的护理问题。能否通过有效的观察获得准确、真实的资料,与每个护士的专业知识、临床经验和交往能力密切相关。

2.交谈

护士与护理对象及其家属交谈,主要目的是有效地收集与护理对象健康相关的资料和信息,如患者的健康情况,有关病情、检查、治疗等信息,以及心理支持和社会支持系统资料。交谈也可以使护理对象获得有关病情、检查、治疗、康复的信息。

(1)交谈的分类

交谈一般分为正式交谈和非正式交谈。

正式交谈:护士事先通知患者准备,进行有计划、有目的的交谈,常用来收集或发出信息,如入院后采集病史等。

非正式交谈:护士在日常工作中与患者进行随意而自然的交谈,以便及时了解患者的真实想法和心理反应。在交谈时,护士应注意运用沟通技巧,关心体贴患者,与患者建立起相互信任的关系。

(2)交谈的发展阶段

交谈一般分为3个阶段进行,即开始阶段、进行阶段和结束阶段。

开始阶段:主要有两个目的,一是与患者建立信任友善的关系,二是向患者介绍此次谈话的目的、内容及所需时间等,以便患者做好准备。

进行阶段:目的是利用有限时间收集资料或发出信息。

结束阶段:顺利、愉快地结束交谈,为今后的交流打下基础。护士应控制好结束谈话的时间和时机,给对方以暗示,并且告知患者下一阶段的治疗护理安排。

（3）交谈的注意事项

为保证交谈的顺利进行，护士在交谈中需要注意以下问题。

第一，交谈时间、地点的选择：根据患者的身体状况决定交谈时间的长短；交谈环境应舒适、安静，注意隐私的保护，使患者在身心放松的情况下陈述自己内心的真实感受。

第二，交谈时与患者保持适当的距离，避免产生居高临下、盛气凌人的感觉。

第三，灵活运用沟通技巧，语言清晰、语义准确、语速适当，避免使用患者难以理解的专业术语，注意倾听、目光接触及非语言沟通技巧的应用。

第四，避免出现影响沟通顺利进行的不良行为，如看窗外、看手表、只是记录而没有反馈等。

3.护理体格检查

通过护理体格检查收集患者身体状况的客观资料，了解患者的健康状况。护士系统地运用视、触、叩、听、嗅等体格检查手段和技术对患者的生命体征及各系统进行全面的检查，从而收集健康资料。因为护士进行体格检查的目的是收集与确定护理诊断、制订护理计划等有关的资料，所以护理体格检查应有别于医师的体格检查。护士应根据患者疾病的特点着重检查受累系统的状况。

4.查阅资料

查阅资料包括查阅护理对象的门诊病历、各种医疗与护理记录，以及有关书籍、文献资料等。

二、整理资料

整理资料是护理评估的重要组成部分，是将收集的资料进行归纳、分类，以便了解服务对象的护理需求，确定护理问题。

（一）分类

1.按马斯洛需要层次论分类

（1）生理需要

生命体征、饮食、活动等，如呼吸道阻塞、水肿、电解质紊乱、大小便失禁、疲劳、睡眠形态紊乱。

（2）安全需要

对环境的陌生，对各种检查和治疗产生恐惧和疑虑，对医务人员的技术不信任，以及担心经济负担，等等。

（3）归属与爱的需要

想念亲人，害怕孤独，喜欢有人探望，等等。

（4）尊重需要

因疾病导致自卑感，怕被别人看不起，等等。

（5）自我实现需要

担心住院会影响学习、工作，担心失明、失聪、失语、截瘫、截肢等影响个人实现理想与愿望，等等。

2.按戈登（Gordon）的11个功能性健康型态分类

（1）健康感知–健康管理型态

健康知识、健康行为等。

（2）营养–代谢型态

饮食、营养状态等。

（3）排泄型态

排便、排尿、排汗情况。

（4）活动–运动型态

日常活动能力、活动量和活动方式等。

（5）睡眠–休息型态

每日睡眠、休息情况。

（6）认知–感知型态

个人的舒适感、对疾病的认识、感知能力等。

（7）自我感受–自我概念型态

个人的情感反应、对自己的认识。

（8）角色–关系型态

家庭关系、邻里关系、同事关系、同学关系的状态。

（9）应对–应激耐受型态

对一些变故（如生病、丧亲等）的反应状态。

（10）性–生殖型态

月经、生育方面的情况。

（11）价值–信念型态

宗教信仰、个人的理想、目标等。

3.按北美护理诊断协会（NANDA）在2000年提出的分类法Ⅱ分类

（1）健康促进

对健康与功能状态的认识和利用信息获得健康生活方式或最佳健康状况的能力。

（2）营养

维持摄入并应用营养素和摄入液体以满足生理需要和健康的能力。

（3）排泄

排除体内废物的能力。

（4）活动或休息

进行必要的或需要的生活活动及获得充分的睡眠或休息的能力。

（5）感知和认知

感觉、整合和反应来自内部和外部的信息的能力。

（6）自我感知

对自我的认识和整合、调整自我的能力。

（7）角色关系

建立和维持人际关系的方式和能力。

（8）性

满足性别角色需求或特点的能力。

（9）应对或应激耐受性

处理环境变化和生活事件的方式和能力。

（10）生活准则

面对社会、生活中发生的事件的个人观点、行为方式和所遵循的原则。

（11）安全与防御

避免危险，寻求安全的、促进生长的环境的能力。

（12）舒适

控制内部或外部环境以使身心、社会安适的能力。

（13）成长或发展

机体与器官的生长和功能系统的发展完善。

（二）复查核实

将资料整理分类后，仔细检查有无遗漏，并且对主观资料及一些模糊不清的资料进行核查、确认，以便保证资料的完整性及准确性。全面检查收集的资料以免遗漏，比较主观资料和客观资料，确认患者的陈述，肯定资料为患者的症状和体征而非护士的推论，再次检查可疑的不正常值，确定影响准确测量的即时因素，阅读文献资料，等等。

三、记录资料

第一，及时记录收集的资料。

第二，主观资料的记录应尽量用护理对象自己的语言并加上引号。

第三，客观资料的记录要使用医学术语，所描述的词语要确切，要能准确反映护理对象的问题，避免护士的主观判断和结论。

总之，护理评估是指有组织、有系统地收集资料，并对资料的价值进行判断的过程。护理评估作为护理程序的第一步非常重要，评估时收集的资料是否全面、准确，将直接影响到护理诊断和护理计划的准确性。

第三节　护理诊断

护理诊断是护理程序的第二步，是根据收集的资料，加以分析、整理并确定护理诊断的过程。护理诊断是关于个人、家庭、社区对现存的或潜在的健康问题及生命过程反应的一种临床判断，是护士为达到预期结果选择护理措施的基础，这些预期结果应能通过护理职能达到。护理诊断是对护理对象生理、心理、社会、文化、发展及精神方面所出现健康问题的反应的说明。护士可通过对护理对象的评估来判断其健康问题，通过护理职能解决或缓解问题。

一、护理诊断的组成

护理诊断由名称、定义、诊断依据和相关因素4个部分组成。

（一）名称

名称是对护理对象健康问题的概括性描述。应尽量使用NANDA认可的护理诊断名称，一般常用改变、受损、缺陷、不足、无效或低效等特定描述语，如"体液不足""自理缺陷"等。

（二）定义

定义是对护理诊断名称及内涵的清晰、更好的描述和解释，并且以此与其他诊断相鉴别。例如，营养失调定义为个体处于营养低于（或高于）机体的需要量的状态。

（三）诊断依据

诊断依据是做出该护理诊断的判断标准，是患者被诊断时必须存在的相应的症状、体征及有关病史资料，也可以是危险因素。诊断依据依其在特定诊断中的重要性分为主要依据和次要依据。

1.主要依据

主要依据是指在确定诊断时所存在的症状、体征或有关病史资料，是诊断成立的必要条件。

2.次要依据

次要依据是指在确定诊断时会出现的症状、体征或检验结果，是诊断成立的辅助条件。

例如：便秘的主要依据是"粪便干硬，每周排大便不到3次"；次要依据是"肠鸣音减少，自述肛门部有压力和胀满感，排大便时极度费力并感到疼痛，可触及肠内嵌塞粪块并感觉不能排空"。

（四）相关因素

相关因素是指影响个体健康状况，导致健康问题的直接因素、促发因素或危险因素。常见的相关因素有以下5个方面。

1.病理生理方面因素

病理生理方面因素是指与病理生理改变有关的因素。例如，"疼痛：胸骨后闷痛与心肌缺血缺氧有关"。

2.心理方面因素

心理方面因素是指与患者心理状况有关的因素。例如，"活动无耐力"可能是由患病后服务对象处于较严重的抑郁状态引起的。

3.治疗方面因素

治疗方面因素是指与治疗措施有关的因素。例如，"便秘"可能是由药物的不良反应引起的。

4.情境方面因素

情境方面因素是指环境、情景等方面的因素。例如，"睡眠形态紊乱"可能与住院后环境改变有关。

5.年龄方面因素

年龄方面因素是指在生长发育或成熟过程中与年龄有关的因素，如婴儿、青少年、中年、老年各有不同的生理、心理、社会、情感等方面的特征。例如，"活动无耐力"与老年人新陈代谢低下有关。

二、护理诊断的步骤

护理诊断的形成过程包括3个步骤，即分析资料并找出异常问题，找出相关因素和危险因素，形成护理诊断。

（一）分析资料，找出异常问题

分析资料时，需将资料与正常值进行比较以找出异常问题所在。

（二）找出相关因素和危险因素

通过与正常值进行比较，发现异常问题后，护士应进一步找出引起异常出现的相关因素及危险因素。例如，发现患者最近体重不断增加，护士需询问可能的原因，如饮食情况、活动情况等。危险因素是指患者目前虽然处于正常范围内，但是存在促使其向异常转化的因素，这些因素即危险因素。找出危险因素可以帮助护士预测可能发生的问题。例如：昏迷患者可能发生压疮，因为肢体不能活动是引起压疮的危险因素；化疗患者可能引起感染，因为白细胞低是引起感染的危险因素。这些危险因素可以是生理的，也可以是心理的、社会的。

（三）形成护理诊断

在分析资料和找出异常问题后，护士应对问题及相关因素或危险因素进行描述，形成护理诊断。

三、护理诊断的类型

（一）现存的护理诊断

现存的护理诊断是指护理对象目前已存在的健康问题，常用护理诊断公式陈述。

（二）潜在的（或危险的）护理诊断

潜在的（或危险的）护理诊断是指护理对象目前尚未发生问题，但因为有危险因素存在，若不进行预防、采取措施，就一定会发生问题，如长期卧床患者"有皮肤完整性受损的危险"，化疗患者"有感染的危险"，等等。

（三）健康促进性的护理诊断

健康促进性的护理诊断是指个人、家庭或社区护理对象增进安适和发挥健康潜能的动机和愿望，以便促进某一特定的健康行为的临床判断，如"有决策能力增强的趋势""母乳喂养有效"等。

（四）综合的护理诊断

综合的护理诊断是指由特定的情境或事件而引起的一组现存的或潜在的护理诊断。

第四节　护理计划

护理计划是依据确定的护理诊断制定具体护理措施的过程，即具体决策过程。护理计划是对患者实施护理的行动指南。它以护理诊断为依据，以使护理对象尽快恢复健康为目标。

一、排列护理诊断顺序

将所做出的护理诊断按轻重缓急确定先后顺序，以便保证护理工作高效、有序地进行。

（一）排序原则

第一，优先解决危及生命的问题。

第二，按马斯洛需要层次论先解决低层次需要问题，后解决高层次需要问题，再根据具体情况适当调整。

第三，在与治疗、护理原则无冲突的情况下，可优先解决患者主观上迫切需要解决的问题。

第四，优先处理现存的问题，潜在性问题根据性质决定其序列。

（二）排列顺序

1.首优问题

首优问题是指直接威胁患者的生命，需立即解决的问题，如昏迷患者存在"清理呼吸道无效"的问题，应首先解决。

2.中优问题

中优问题是指虽然不直接威胁患者的生命，但是给其精神或躯体上带来极大的痛苦，严重影响其健康的问题。

3.次优问题

次优问题是指人们在应对发展和生活变化时所产生的问题，在护理过程中可稍后解决。

二、设定预期目标

预期目标又称为预期结果，是针对护理诊断提出的，是期望护理对象在接受护理活动后达到的健康状况或行为的改变，也是评价护理效果的标准。

（一）目标分类

根据实现目标所需时间长短将护理目标分为短期目标和长期目标。短期目标是指在相对较短的时间（一般少于7天）内可达到的目标。长期目标是指需要相对较长时间才能实现的目标。长期目标常需通过若干个短期目标才能逐步实现。

（二）目标的陈述方式

护理目标的陈述方式：主语+谓语+行为标准+时间状语、条件状语。

1.主语

主语是指护理对象或护理对象的生理功能或机体的一部分，如体重、体温、尿量等，有时服务对象充当目标陈述主语时可省略。

2.谓语

谓语是指护理对象将要完成且能被观察到的行为动作。

3.行为标准

行为标准是指护理对象完成该行为动作所要达到的程度。

4.时间状语

时间状语是指护理对象完成该行为动作所需的时间。

5.条件状语

条件状语是指护理对象完成该行为动作所必须具备的条件状况。

例如：8 h内（时间状语）患者（主语）能自行（条件状语）排尿（谓语）200 mL（行为标准）。

（三）目标陈述的注意事项

第一，目标的主语必须是护理对象，而非护士。

第二，目标陈述要清楚、简洁、易懂，有针对性。

第三，目标应是护理活动的结果，而非护理活动本身。

第四，目标应切实可行，充分考虑护理人力资源、护理对象的能力及设备，应属于护理工作范畴。目标应与医疗护理工作保持方向一致，得到其他医护人员的认可。

第五，一个目标只针对一个护理诊断，一个护理诊断可以有多个目标。

第六，目标必须具体、可测量。陈述中的行为动词应使用可观察、可衡量的动词，避免使用模糊、模棱两可的词。

第七，关于潜在并发症的目标是合作性问题，仅通过护理措施往往无法解决，护士只能监测潜在并发症的发生与发展。潜在并发症的目标可陈述为：潜在并发症被及时发现并得到处理。

三、制定护理措施

护理措施是护士协助患者实现护理目标的具体方法与手段，规定了解决健康问题的护理活动方式与步骤，也可称为护嘱。

（一）护理措施的类型

1.独立性护理措施

独立性护理措施是指护士根据所收集的资料，独立思考、判断后做出决策，运用护理知识和护理技能可独立完成的护理活动，如每2 h给患者翻身等。

2.依赖性护理措施

依赖性护理措施是指护士遵医嘱执行的具体护理活动，如给药、外周静脉置管等。

3.合作性护理措施

合作性护理措施是指护士与其他医护人员合作共同完成的护理活动，如与营养师一起制订饮食计划等。

（二）护理措施的内容

护理措施的内容主要包括病情观察、基础护理、检查及手术前后护理、心理护理、功能锻炼、健康教育、医嘱执行、症状护理等。

（三）制定护理措施的注意事项

第一，护理措施应以科学的理论为依据，其科学依据来源于各个学科，包括自然科学、行为科学及人文科学等。

第二，护理措施应与医疗工作协调一致，与其他医务人员相互配合。

第三，护理措施应有针对性，针对护理目标，一个护理目标可通过几项护理措施来实现。

第四，护理措施必须切实可行，因人而异。应充分考虑护士的数量和医院的实际情况，制定符合患者的病情及个性特征的护理措施。

第五，护理措施应明确、具体、全面。

第六，护理措施应保证患者安全，使患者乐于接受。

四、构成护理计划

将护理诊断、护理目标、护理措施和护理评价等各种信息按一定格式组合，形成护理文件，即构成护理计划。

护理计划一般都制成表格形式。各医院的格式不完全相同，大致包括日期、诊断、目标、措施、效果评价。

护理计划应体现个体差异性，一份护理计划只对一个患者的护理活动起指导作用。护理计划还应具有动态发展性，应随着患者病情的变化、护理效果的优劣而补充调整。

第五节　护理实施

护理实施是将护理计划付诸实践的过程。通过实施，解决患者现存的和潜在的护理问题。实施阶段不仅需要护士具备丰富的专业知识和熟练的操作技能，还需要其具有良好的人际沟通能力，关心、体贴患者。只有充分运用沟通技巧，才能保证护理计划的顺利实施，使患者获得高质量的护理服务。从理论上讲，实施是在护理计划制订之后，但在实际工作中，特别是抢救危重患者时，实施常先于计划。

一、实施过程

（一）实施步骤

1.实施前准备

护士在实施计划之前应做好充分的准备工作，以便确保计划的顺利实施，具体包括"五个W"。

（1）做什么（What）

回顾已制订好的护理计划，评估患者目前的情况，保证计划的内容科学、安全、符合患者情况。将护理措施进行组织，安排合理的顺序，以便提高护理工作效率。

（2）谁去做（Who）

将护理措施进行分类，确定由不同的人员去完成。

（3）怎样做（How）

实施护理计划需要哪些护理知识、护理技能及技巧、相应的仪器，要充分考虑实施过程中可能发生的意外，做好应对。

（4）何时做（When）

护士应根据患者的具体情况、需要及治疗护理等多方面因素，选择合适的时机执行护理计划。

（5）何地做（Where）

选择适当的场所，充分考虑环境的安全、清洁、安静、舒适、美观，保护患者的隐私，执行护理计划。

2.执行计划

在执行护理计划的过程中，护士要充分调动患者及家属的积极性，与其他医务人员相互协调配合，熟练运用各项护理技术操作，同时密切观察执行计划后患者的反应及有无新的问题发生，并且及时收集相关资料，以便能迅速、正确地处理新出现的健康问题。

3.护理记录

实施各项护理措施后，应及时、准确进行记录，这称为护理病程记录或护理记录。

（1）记录目的

便于其他医务人员了解患者的健康问题及进展情况。

作为护理工作效果与质量检查的评价依据。

为护理科研提供资料、数据。

处理医疗纠纷时提供依据。

（2）记录内容

实施护理措施中患者的健康问题及所采取的护理措施。

实施护理措施后患者和家属的反应及护士观察到的效果。

患者出现的新的健康问题与病情变化、所采取的临时性治疗及护理措施。

患者身心需要及其满足情况等。

（3）记录格式。

第一种，PIO格式，如表1-1所示。P是指护理问题，I是指护理措施，O是指结果。

表1-1　护理记录（PIO格式）

姓名_____床号_____科别_____病室_____住院号_____

日期	时间	护理记录（PIO）	签名
8月10日	8:00	P：体温过高（39℃），与肺部感染有关 I：乙醇擦浴；头枕冰袋	刘英
8月10日	10:00	O：体温降至38℃	刘英

第二种，SOAPIE格式。S主观资料（subjective data）是指护理对象或家属所提供的资料；O客观资料（objective data）是指对护理对象进行客观检查获得的资料，如生命体征、化验报告等；A评估（assessment）是指护士对上述资料的分析、解释及对问题的判断；P计划（plan）是指将要对护理对象实施的治疗和护理措施；I干预（intervention）是指实际执行的护理措施；E评价（evaluation）是指采取护理措施后的效果。

（二）实施方法

第一，分管护士直接为护理对象提供护理。

第二，与其他医务人员合作完成护理措施。

第三，指导护理对象及家属共同参与护理活动。应注意了解患者及家属的年龄、职业、文化程度和对改变目前状况的信心与态度，了解患者目前的健康状况和能力，掌握教育的内容与范围，采用适当的方法和通俗的语言，以便取得良好效果。

二、注意事项

（一）体现整体性

护理活动的核心是整体的人，在实施过程中应尽可能考虑患者生理、心理、社会等各方面的情况，如信仰、价值观、年龄、健康状况及环境等。

（二）以科学理论为依据

每一项护理措施都应该具有科学性，实施时应以科学知识和护理科研为依据。

（三）护士应保证护理措施的安全性、准确性

如有疑问，应向医师澄清后再执行。

（四）充分调动患者及家属的积极性

鼓励患者及家属参与计划的制订与实施，以便提高工作效率，同时也有利于

建立良好的护患关系。

（五）体现灵活性

在实施过程中，应随时进行病情观察，随时评价，发现问题及时修改计划，不能机械地按原计划执行，应灵活实施计划。

第六节　护理评价

护理评价是将实施护理计划后所得到的患者健康状况的信息与预定的护理目标逐一进行对照，按评价标准对护士执行护理程序的效果、质量做出评定的过程。护理评价应贯穿患者护理全过程。

一、评价方式

第一，医院质量控制委员会检查。
第二，护理查房。
第三，护士长与护理教师检查、评价。
第四，护士自我评价。

二、评价内容

护理评价包括过程评价和效果评价两个方面。

（一）过程评价

过程评价是指对护理程序的各个步骤进行评价，检查护士进行护理活动的行为过程是否符合护理程序的要求，如护理病历质量、护理措施实施情况等。

（二）效果评价

效果评价是评价中最重要的部分，核心内容是评价患者的行为和身心健康状况的改善是否达到预期结果或目标。

三、评价步骤

（一）收集资料

收集患者各方面的资料进行分析，列出执行护理措施后患者的反应。

（二）判断效果

将患者的反应与护理目标进行比较，衡量目标实现情况。目标实现的程度分为目标完全实现、目标部分实现和目标未实现。

（三）分析原因

对目标部分实现和目标未实现的原因进行分析、探讨。例如，收集的资料是否真实，护理诊断是否正确，护理目标是否切实可行，护理措施是否恰当，措施是否已执行。

（四）修订计划

第一，对于已实现的护理目标与已解决的问题，可以停止原有的护理措施。

第二，对于仍旧存在的健康问题，修正不适当的诊断、目标或措施。

第三，对于出现的新问题，在重新收集资料的基础上做出新的诊断和制定新的目标与措施，进行新一轮循环的护理活动，使护理对象达到最佳的健康状况。

第二章　护理文书书写规范

第一节　护理文书书写的意义和原则

一、护理文书的意义

（一）护理文书是患者诊断、抢救、治疗、康复的重要依据

患者从入院开始，护士就为患者测量体温、脉搏、呼吸、血压等生命体征，观察病情，了解患者状况，并且及时、准确地记录于护理文书上。特别是危重患者及围手术期患者，更需要严密观察，必要时几分钟就要测量生命体征，记录病情观察结果。再者，护理文书的医嘱单、护理记录单等记录着护士执行医嘱，完成各项抢救、治疗、护理措施的详细情况，是临床第一手观察资料，为医师诊断、抢救、治疗患者提供重要的决策依据，对顺利完成抢救、手术、治疗及患者早日康复具有重要的意义。

（二）护理文书是医疗文件的重要组成部分

护理文书是护理临床实践的原始记录文件，是具有价值的科学资料。其主要内容包括交班报告、危重患者护理记录单、一般患者护理记录单、医嘱本、体温单、医嘱单等，是医院分级管理护理文书书写合格率要求达标的表格。护理文书是由各班护理人员共同努力完成的，目的明确，操作性及实用性强，如交班报告是护士值班的重要工作记录，通过交班报告可了解全病区每天重点患者的病情变化及治疗、护理效果等情况，了解病区医疗及护理工作的动态，医疗及护理工作

可以准确无误地连续顺利运行。因此，护理文书不仅是医院病历的重要组成部分，还是医院医疗、护理、教学、科研、预防、保健及管理工作的重要档案资料。

（三）护理文书是护理纠纷判定法律责任的重要佐证

2002年国务院颁布施行的《医疗事故处理条例》及2010年卫生部（现国家卫健委）和国家中医药管理局联合印发的《病历书写基本规范》中，进一步明确了护理文书的法律地位。随着人们法律意识的提高，患者依照法律规定衡量医疗护理行为和后果的意识不断增强，护理文书的法律敏感性显得尤其重要。因此，应将法律意识教育及相关政策法规性文件学习纳入护理工作及护理管理的始终，从而增强护理人员的职业法律意识，明确法律与护理工作的关系，提高护理文书中运用法律知识的能力，强化对患者负责和对护士负责的意识，增强自我保护意识，使护理文书真正成为护理工作举证倒置的重要资料。

（四）护理文书是护理质量的重要内容

护理文书是护理质量的核心要素之一，是一项严谨而重要的工作，是护士根据医嘱和病情，对患者进行护理过程的客观记录，其质量的好坏不仅反映了护士的实际工作能力、工作责任心，还反映了护理管理的整体水平。护理文书中的各种表格书写质量，在很大程度上反映了护理工作状况及护理质量，是医院分级管理质量评价指标中的重要一项。因此，应重视提高护理文书的书写质量。

（五）护理文书是教学、科研的重要资料

护理文书全面、及时、准确地记录下某一伤病发生、发展、成功过程中的临床护理全过程，是护理学科理论、技术的具体转化和体现。因为学习护理文书，可以使书本的理论知识和具体实践紧密结合，从而巩固在书本上学到的知识，所以护理文书是护理教学的重要资料。护理文书也是护理科研取之不尽、用之不竭的宝库。通过一定数量护理文书的归纳、分析，可以总结出对某一伤病的护理客观规律和成熟的经验，从而促进护理水平的提高和护理学科的发展。

二、护理文书书写的基本原则

第一，符合国务院颁布的《医疗事故处理条例》及国家卫健委下发的有关法律法规要求的原则。

第二，符合医疗护理常规、制度、职责和规范的原则。

第三，符合维护护患双方合法权益，防范医疗护理纠纷的原则。

第四，符合患者早诊断、早治疗、早康复的原则。

第五，符合客观、真实、准确、及时、完整地记录患者病情变化的原则。

第六，符合有利于提高护理质量的原则。

第七，符合为医疗、教学、科研提供可靠客观资料的原则。

第八，符合集科学性、规范性、技术性、实用性和可操作性于一体，体现现代护理专业特点和学科发展水平特点的原则。

第九，符合有利于科学、规范护理管理，防范护理差错事故及纠纷的原则。

第十，符合方便、快捷，提高工作效率的原则。

第二节　护理文书书写的内容

一、体温单

体温单用于记录住院患者的体温、脉搏、呼吸曲线及各种相关数据，如出入院、分娩、转出、转入、死亡时间，以及体重、出入量、胃液、腹水情况等。住院期间体温单排列顺序在病例首页，以便查看，为医疗护理提供患者最基本的信息。

（一）书写内容及要求

1.眉栏

眉栏填写顺序是入院日期、姓名、科别、病区、床号、住院号。

2.住院日数

住院日数从入院当天连续填写至出院日，用阿拉伯数字"1、2……"表示。

3.住院日期

每页第一日应填写年、月、日，其余6天只写日，如在本页6天中遇到新年度或新月份，应填写年、月、日或月、日。

4.术后日期数

术后日期紧跟住院日数下一排填写，要求用签字笔填写，以手术次日为第一日，用阿拉伯数字"1、2……"连续写至14日止，若14日内出现新手术，则将第一次手术日数作为分母，第二次手术日作为分子。

5.40～42℃栏

用红墨水钢笔纵行在此区间相应时间格内填写入院、转入、手术、分娩、出院、死亡、外出等，除手术不写具体时间外，其余均应按24小时制写出相应时间，如"转入于二十点三十分"，转入时间由转入病室填写。

6.体温、脉搏、呼吸的填写

（1）体温

要求在35～40℃绘制体温、脉搏曲线。口温为蓝"·"，腋温为蓝"X"，肛温为蓝"O"。相邻两次体温用蓝实线相连。物理降温，如温水或乙醇擦浴、大动脉冰敷30 min后测量体温，以红"O"表示，并且用红色虚线将其与物理降温前的体温相连，下一次体温也与物理降温前体温相连。体温低于35℃，则于34～35℃用蓝笔写"不升"。患者不在病房或请假，应在本班时间段内尽量补测，若确实无法补测，则于34～35℃写"患者不在"。任何异常高或低的体温，应重复测试，待肯定无误后记录，并且立即报告护士长或医师。患者体温不升、拒测、不在病房未测量体温，则前后两次曲线断开不连。

（2）脉搏

脉率以红"O"表示，相邻脉率或心率用红实线相连。脉搏短绌时，心率以"O"表示，相邻心率用红线相连，在脉搏和心率两曲线间用红笔画直线填满。

（3）呼吸

呼吸符号以蓝点表示，相邻两次呼吸用蓝实线相连，在同一水平线上可以不连线。

7.底栏填写

底栏内容包括血压、体重、尿量、大便次数、出入量、其他等，用蓝墨水钢笔填写。数据以阿拉伯数字记录，不写计量单位。

二、医嘱单

医嘱是医师根据患者和病情需要在医疗活动中为诊治患者而下达的医学指令。医嘱单是护士执行治疗护理等工作的重要依据，也是护士完成医嘱前后的查核依据。

（一）医嘱的内容、种类和质控要求

1.医嘱内容

医嘱的内容包括日期、时间、护理常规、护理级别、饮食、体位、药物（名称、剂量、浓度、用法等）、各种检查、治疗、术前准备、医师、护士、核实者签名等。

2.医嘱种类

（1）长期医嘱

长期医嘱是指有效期在24 h以上的医嘱。医师注明停止时间后失效。

（2）临时医嘱

临时医嘱有效时间在24 h以内，一般仅执行一次。有的临时医嘱有限定执行时间，如各项特殊检查等，有的临时医嘱立即执行。

（3）备用医嘱

备用医嘱分为长期备用医嘱和临时备用医嘱2种。长期备用医嘱，有效时间在24 h以上，必要时用，医师注明停止时间后失效。临时备用医嘱，医嘱开出12 h内有效，必要时用，过期尚未执行则失效。

3.医嘱处理方法

（1）长期医嘱

长期医嘱由医师写在长期医嘱单上，注明日期和时间并签全名。护士将长期医嘱转抄至各种执行单上，注明时间并签全名。

（2）临时医嘱

医师将临时医嘱写在临时医嘱单上，护士在执行后写上执行时间并签全名。

（3）备用医嘱

长期备用医嘱，护士按长期医嘱处理，在执行单上需注明"pm"字样，但不需注明执行的具体时间，以便与长期医嘱区别。临时备用医嘱执行后按临时医

嘱处理。如果在规定时间内未执行，就由护士在该项医嘱栏内用红墨水写"未用"两字并签全名。

（4）停止医嘱

应先在相应的执行单上将此项目注销，医师签全名并注明停止日期、时间。然后在医嘱单原医嘱内容的停止日期栏内注明停止的日期和时间，签全名。

（5）重整医嘱

医师在最后一行医嘱下面用红墨水笔画一横线，在红线下面用红墨水笔写上"重整医嘱"4个字，再将需要继续执行的长期医嘱按原来的日期顺序排列，抄录在新的医嘱单上，并且写上重整医嘱日期及抄写者、核对者全名；转科、手术或分娩后要重整医嘱，即在原来医嘱最后一行下面用红线画一横线，以示前面医嘱一律作废，并且在红线下面用红墨水笔写上"转科医嘱""手术医嘱"或"分娩医嘱"，然后重新开写医嘱，核对后签名。

4.质控要求

第一，处理医嘱时，要求字迹清楚，不得涂改，需要取消时，用红墨水标注"取消"字样并签名。

第二，医嘱经医师签名后方有效，一般情况下不执行口头医嘱。抢救、手术过程中医师需要向护士下达口头医嘱时，护士必须复述一遍，双方确认无误后方可执行。抢救手术结束后，医师应及时记录和签署所有执行过的医嘱。

第三，处理医嘱时，无论是长期医嘱还是临时医嘱，应先执行，后转抄到医嘱单上。

第四，处理多项医嘱时，应首先判断需执行医嘱的轻重缓急，合理、及时地安排执行顺序。

第五，每项医嘱只包含一个主题，注明下达时间应当具体到分钟，护士有责任核查医嘱的正确性。

第六，需要下一班执行的临时医嘱和临时备用医嘱注意交班，并且在交班记录上注明。

第七，如使用医嘱本，则由医师将医嘱写在医嘱本上，由护士按不同类别的医嘱内容分别转抄至医嘱单和相应执行单上。转抄到医嘱单上后，在医嘱本相应医嘱前用蓝墨水笔打钩；临时医嘱执行后，在相应医嘱前用铅笔打钩。为了整齐划一，在医嘱本画钩栏中这3种钩均有固定位置，从左至右依次为铅笔钩、红墨水笔钩、蓝墨水笔钩。

第八，严格执行查对制度。每转抄一条医嘱前要仔细查对执行单、医嘱单；转抄后再核对一遍，并注意医嘱内容是否转抄无误。医嘱经转抄、整理后，需经另一人核对、签名后方可执行。每一班都必须查对当天开出的所有医嘱，每周对所有长期医嘱进行一次总核对。每次查对后参与查对者应签全名，以示负责。

（二）长期医嘱单

长期医嘱单是医师根据患者病情需要下达的按时间反复执行的书面医嘱，有效时间在24 h以上，需定期执行，如果未停止就一直有效。

1.书写内容

（1）眉栏内容

眉栏内容包括患者姓名、科室、床号、住院号。

（2）医嘱内容

医嘱内容包括医嘱的起始日期和时间、内容、停止日期和时间、医师签名、执行护士签名、核对者签名。

2.书写要求

第一，长期医嘱的内容及起始、停止时间由医师书写在长期医嘱单上，医师注明停止时间后，则医嘱失效。

第二，医嘱按时间顺序抄写在医嘱单上，每行医嘱顶格书写，第一行应对齐；一行未写完的内容，书写第二行时应后移一格；第二行仍未写完，第三行应与第二行第一个字对齐。

第三，长期医嘱一般在上午10:00前开出，然后集中处理，按照医嘱性质分别抄于服药单、治疗单、饮食单上。定期执行的长期医嘱，应在小药卡或注射卡上写明具体时间。

第四，医嘱已抄写后又作废，应用蓝墨水笔在执行时间栏内写"作废"或"DC"来表示并由医师签名。

第五，凡转科、分娩、手术时，在最后一项医嘱的下面画一红横线，表示停止执行以上医嘱。

第六，医嘱较多、一张医嘱单不够记录时，可续一页，未用完部分仍按原格式依次抄录。

（三）临时医嘱

临时医嘱是医师根据患者病情需要确定的，有效时间在24 h之内，一般仅执行一次的书面医嘱。

1.书写内容

（1）眉栏内容

眉栏内容包括患者姓名、科室、床号、住院号。

（2）医嘱内容

医嘱内容包括医嘱下达日期和时间、内容、医师签名、处理医嘱的护士签名、执行时间、执行护士签名、核对者签名。

2.书写要求

第一，"护士签名"栏由处理医嘱的护士签名，以示对医嘱的正确性负责。

第二，输血需两人核对后方可执行，核对者均应在"执行签名栏"内签名。

第三，患者转科、出院或死亡，应在临时医嘱栏内注明转科、出院及死亡通知时间，停止有关执行单上所有医嘱。

第四，医嘱取消时，医师在需要取消的医嘱上用红墨水笔写"取消"，并且在该医嘱的右下角用红墨水笔签全名。

第五，术前禁食水等医嘱由护士告知患者并签全名，执行时间为告知患者的时间。

第六，各种药物过敏试验，如青霉素、链霉素过敏试验，其结果记录在该医嘱的末端，用圆括号内加符号表示。阳性结果用红墨水笔记录为"（＋）"；阴性结果用蓝墨水笔或碳素墨水笔记录为"（－）"。其执行时间栏内签写皮试时间。

第七，因故（如拒绝执行等）未执行的医嘱，应在执行时间栏内用红墨水笔标明"未执行"，并且用蓝墨水笔或碳素墨水笔在签名栏内签名，其原因在护理记录单中注明。

（四）备用医嘱内容及要求

1.长期备用医嘱

长期备用医嘱有效期在24 h以上，无停止时间，医嘱一直有效。需要时使用，按长期医嘱处理，在执行单上注明"pm"字样，但不需注明执行的具体时间，以便与长期医嘱区别。每当必要时执行后，在临时医嘱单的记录单内记录1次，注明执行时间并签全名，供下一班参考。

2.临时备用医嘱

临时备用医嘱在12 h内有效。日间的备用医嘱仅于日间有效，至下午7:00自动失效；夜间的备用医嘱仅于夜间有效，如夜间未用，至次日晨7:00自动失效。临时备用医嘱执行后，按临时医嘱处理。如果在规定时间内未执行，就由护士在该项医嘱栏内用红墨水笔写"未用"两字并在执行者栏内签全名。凡需下一班执行的临时医嘱应交班。

（五）重整医嘱

第一，医嘱调整项目较多，或长期医嘱超过3页应重整。

第二，重整医嘱时，在原医嘱最后一行下面画一横线，在红线下正中用蓝墨水笔写"重整医嘱"字样，再将红线以上有效的长期医嘱，按原日期、时间顺序排列抄于红线下栏内。

（六）医嘱单计算机管理的主要事项

第一，为确保医护信息安全，必须实行密码签名制度。

第二，医嘱必须在计算机中下达、执行。

第三，各种药物过敏试验医嘱，必须先处置，待观察结果后再输入实验结果并执行。实验结果阳性者应通知医师。

第四，备用医嘱仅限于当班，未用者由医师做"未用"处理。手术后需先执行"手术医嘱"，停掉术前所有长期医嘱，再执行"术后医嘱"，然后按序执行新医嘱。护士随时进入工作台查阅有关新医嘱，医师下达即时执行医嘱后应提醒护士立即执行。

第五，已执行的医嘱自动转入"核对"栏内，每班护士必须核对上一班执行的医嘱并签名，复查当班医嘱。

第六，护士长对所有医嘱每周总核对1次。必要时利用"医嘱信息"功能浏览，打印全病区当日或7日内任意日下达的医嘱、每个患者的医嘱记录单或未停的医嘱记录单，便于了解和查对全病区或每个患者的治疗情况。

第七，严格执行查对制度，医师下达医嘱后认真检查、校对，无误后方可确认保存。保存后护士必须查看有无遗漏及笔误。护士执行前必须审阅医嘱的正确性，执行后应核对执行单有无遗漏，以及患者是否及时得到处置。

三、一般患者护理记录单

一般患者护理记录单是指护士遵医嘱和病情，对住院患者从入院到出院期间病情变化、护理观察、各种护理措施等的客观动态记录。2010年3月1日起施行的《病历书写基本规范》为切实节省护士时间，虽然原则上取消了一般患者，即未报病危的一级护理、二级护理、三级护理患者的护理记录单，但是由于各个地区、各个家庭情况不同，且不同患者的具体情况也不尽相同，如突然发生病情变化的患者，手术后需记录生命体征、病情观察的患者，等等，其不属于危重患者护理记录范围，但是根据治疗和病情确实需要加以记录。

（一）书写内容

1.眉栏内容

眉栏内容包括科别、姓名、床号、ID号、住院号、护理级别。

2.项目内容

项目内容包括日期、时间、生命体征、基础护理、病情观察、护理措施及效果、护士签名等。

（二）书写要求

第一，护士根据医嘱及护理级别于患者入院时整理一般患者护理记录单。

第二，用蓝黑墨水笔填写眉栏各项，如遇转科、转床、更改护理级别时用箭头表示。

第三，准确记录日期和时间。

第四，记录生命体征，即体温、脉搏、呼吸、血压等，均按护理级别要求进行记录。

第五，病情观察、护理措施及效果重点描述患者病情的客观动态变化。

第六，患者新入、抢救、手术、分娩应在首次或当日开始时简述病情、处理经过及效果。

第七，手术患者应记录相应的术前准备、术后安返病房时间、麻醉方式、手术名称、生命体征、伤口、敷料，留置引流管的患者应记录引流液颜色、性质和量，观察记录的内容和频率，按医嘱和护理级别来确定。

第八，患者接受特殊检查时应用相应的内容记录。

第九，一般患者护理记录除首次或病情变化时记录以外，无须病情小结。

第十，每次记录及巡视后签全名，若同一人同一班签名可首尾签全名，中间用箭头连接。

第十一，医嘱改"特级护理"或者"一级护理"病危时，应及时转记到"危重患者护理记录单上"；同时应在"一般患者护理记录单"的护理措施和病情记录栏内注明转单的原因，如遵医嘱改"特级护理"或"一级护理"病危。

第十二，转单记录的页码与原记录单的页码顺延，如在转换时现记录单有空行，应在空行上写"以下空白"四字，再转下张记录单，页码顺延。

第十三，护理记录无论是日间还是夜间均使用蓝黑墨水笔书写。

（三）格式

一般患者护理记录单通常有两种记录方式。

1.叙述式

叙述式是指根据所记载的内容，按时间顺序记录。书写形式类似医师的病程记录。

2.表格式

表格式是指采用表格的形式记录日期和时间、生命体征、基础护理、病情观察、护理措施及效果。表格式直观明了、简便易行，既减轻护士工作量，又较好地反映病程记录的完整性和连续性。

四、危重患者护理记录单

危重患者护理记录单是指护士依据医嘱和病情，对危重患者从入院到出院期间护理工作全过程的客观的动态记录。

（一）书写内容

1.记录对象

特级护理、一级护理报病危患者，需记出入量，观察瞳孔。

2.记录内容

（1）眉栏内容

眉栏内容包括科别、姓名、床号、ID号、住院号、护理级别。

（2）项目内容

项目内容包括日期、时间、生命体征、出入量、基础护理、病情观察、护理措施及效果、护士签名等。

（二）书写要求

第一，用蓝黑墨水笔填写眉栏各空白项目，不得有空项、漏项，如遇转科、转床、更改护理级别时用箭头表示。

第二，护理文书应当客观、真实、准确、及时、完整。使用规范医学术语，避免使用自编缩略语。

第三，时间记录为"年—月—日"，具体到分钟。

第四，生命体征记录。根据医嘱要求准确填写，体温单位为℃，脉搏单位为次/分，呼吸单位为次/分，血压单位为mmHg，血氧饱和度单位为%。神智记录为清醒、嗜睡、意识模糊、浅昏迷、深昏迷等。瞳孔的观察包括大小和光反射，大小用数字记录，单位为毫米；光反射用符号记录，灵敏用"+"表示，消失用"-"表示，记录于瞳孔标识的正下方。

第五，出入量记录。入量包括输液、输血、鼻饲、口服饮食含水量及饮水量等，如为输液应注明液体加入药物后的总量；出量包括大便、小便、呕吐量、各种引流量、痰量等，同时应观察其颜色及性状并记录于病情栏内。

第六，基础护理措施记录。根据医嘱按时完成记录，在相应栏目下打对号。卧位可填写左侧、右侧、平卧、半卧、俯卧等。病情巡视按记录，按首行空两格护理级别的要求进行。

第七，病情观察、护理措施及效果记录。要求重点记录患者病情的客观动态变化、护理措施及实施效果，如主诉、生命体征变化、皮肤、饮食、排泄、用药反应等异常情况。

第八，新入、危重、抢救、手术、分娩后患者在同一时间段应简述病情或手术情况、处理经过及效果。

第九，患者接受特殊检查、治疗、用药、手术前后应有相应内容记录。

第十，记录应体现专科护理特点，如外科手术患者的麻醉方式、手术名称、术中简况、患者返回病室时间、术后病情、伤口情况、引流情况等，或内科呼吸衰竭、心力衰竭患者入本监护室的原因。

第十一，皮肤记录。可用完好、破损、压疮等描述，后两项应在护理措施栏内记录部位、范围、深度、局部处理及效果。

第十二，患者病情、生命体征、出入量、用药、治疗效果、病情变化与护理措施及护理评价，应记录完整、及时、准确并签全名。同一人同一班签名可在首尾签全名，中间用箭头连接。

第十三，特护、病危患者每班有病情小结并签班次及全名，签班次的顺序为日班—晚班—夜班。格式为病情小结完后另起一行空两格签班次，护士签名签在"护士签名"栏内。

第十四，液体出入总量。应在19:00做12 h总结，在其格子上下用红墨水笔各画一横线，至次晨7:00做24 h总结，在其格子上下用红墨水笔各画一横线。根据病情需要，如需分类小结的先做分类小结，后做总结。

第十五，如新入院或手术后患者需要记录出入量，单记录的出入量时间不足12 h或24 h，应在出入量记录单上实时记录其出入量。

第十六，因故停止或更换液体时，护士应在记录入量栏内注明丢弃量，在其数量前加"—"号表示。

第十七，危重患者的抢救记录应与医师协调一致，记录及时、准确、客观、真实。

第十八，实习护士、试用期护士、进修护士等非本机构注册护理人员不具备记录资格。

五、特殊护理记录单

随着医学科学技术的迅速发展，医学专科分工的细化和诊疗新业务、新技术的开展，在临床护理工作中经常会用到一些专科和专项的护理相关记录单，如产科护理记录单、新生儿护理记录单、护理会诊、静脉输液记录单、康复护理治疗单等。本节列为特殊护理记录单，分别对其书写内容、要求、格式和示例进行介绍，仅供参考。

（一）产科护理记录单

产科护理记录是指助产护士对产妇在产前、产中、产后及新生儿时临床护理的客观记录。

1.产前护理记录

产前护理记录是指护士根据医嘱与护理常规对怀孕不少于28周、患有妊娠并发症或待产的孕妇在住院期间的治疗与护理过程的客观记录，例如血压、宫高、腹围、水肿、胎位、胎心率。

2.临产记录

临产记录是指护士根据医嘱与护理常规对进入产房的产妇在整个过程中客观与动态的记录，包括产妇的精神状态、大小便、进食、血压、胎心音的变化、子宫收缩情况、宫口大小、先露下降、胎膜破否、产程的进展、产前用药、特殊检查及处置、绘制产程图等。

3.分娩记录

分娩记录包括分娩方式、分娩后羊水性状、胎盘脐带情况、会阴及阴道裂伤、子宫收缩、阴道出血、产后用药、新生儿出生时的评估及发育情况、有无进行新生儿复苏等。

4.产后记录

产后记录是指护士根据医嘱与护理常规对分娩后的产妇在产房观察2 h中护理与处置的记录，包括血压、脉搏、子宫收缩、阴道出血、会阴有无血肿、膀胱充盈度、进食等情况的如实记录。

（二）新生儿护理记录单

新生儿护理记录是指护士根据医嘱、护理级别及新生儿护理常规对新生儿住院期间护理与观察的客观记录。新生儿护理记录单的书写要求有以下几点。

第一，统一用蓝黑墨水笔填写。

第二，单位说明。体温用℃表示，大小便、母乳用"次"表示，配方奶及水用mL表示，体重用g表示，其他用对号表示。

第三，皮肤。主要描述肤色，如红润、青紫、苍白、黄染等。若发现皮肤有硬肿、破损、脓疱、皮疹、红臀等异常状态应在空格内记录并注明部位。

第四，行为观察。用安静、入睡、哭闹、烦躁、嗜睡描述。

第五，脐带。以干燥、脱落、渗血、脐带周围有无红肿表示（人工脱落需注明）。

第六，按照新生儿护理常规，巡视1次/2 h，测量体温4次/日，沐浴1次/日并进行脐带护理和称体重。护理完成后及时在护理观察栏内记录。

第七，常规进行各种疫苗接种或健康宣教后在护理观察栏内记录。

第八，总结内容以新生儿行为、皮肤、脐带、大小便次数及吃奶情况为主；每天19:00对24 h情况进行总结，不满24 h按实际小时统计。

（三）护理会诊单

护理会诊单是指患者住院期间，需邀请及协调、组织相关科室或外单位医疗机构相关护理专家进行指导，解决临床护理问题时书写的文字记录。

1.书写内容

（1）护理会诊单内容

护理会诊单内容包括申请会诊记录和会诊意见记录，分别由申请护士和会诊护理专家书写。

（2）护理会诊单的填写

护理会诊单的一般项目包括会诊级别、ID号、住院号、姓名、性别、年龄、科别、床号，书写时应填写完整、无漏项。"护理会诊缘由"书写内容包括病史、阳性体征、必要的辅助检查结果、实施的护理措施、效果、会诊目的与要求，书写时应简明扼要。

2.书写要求

第一，应邀会诊科室护理专家应根据会诊等级在规定时间内完成会诊，普通会诊4 h内到达会诊科室，急会诊30 min内到达会诊科室，突发事件随叫随到。

第二，会诊后在护理会诊单的"护理会诊意见"栏内认真记录处理意见。

第三，护理会诊单上的"申请日期""会诊日期"必须具体到年月日时分。

第四，护理会诊单由科内专人保存，保存期限为1年。

3.会诊申请

（1）申请科室间会诊

科室间会诊申请由责任护士提出，经护士长同意后，填写会诊单，送应邀会诊科或电话联系。

（2）申请院外会诊

院外会诊由科室提出书面会诊申请，报护理部同意后，由护理部与有关单位联系。

（四）静脉输液记录单

静脉输液记录单是对患者输液全过程的原始记录。静脉输液记录单的使用对象为长期或临时医嘱需要输液、输血、静脉注射的患者。

1.书写内容

（1）一般项目

一般项目包括日期、姓名、性别、年龄、科室、床号、医嘱种类，应填写完整，不得有漏项。

（2）输液中记录项目

护士为患者输上液体查对无误后，在静脉输液记录单上记录每分钟滴数、输液时间，护士签名后将其挂于输液架上。护士每30～40 min巡视一次患者输液情况，按照要求记录每分钟滴数、巡视时间、护士签名。出现输液反应等异常情况时应及时报告医师，增加巡视次数并做好记录。护士每更换一瓶液体，均需在静脉输液记录单内注明瓶次顺序，并且依次在巡视时间栏内填写更换时间并签全名。

2.书写要求

第一，根据医嘱及时修改静脉输液记录单，并且在未执行的液体栏内注明原因，如退药、拒输、不在等。

第二，为确保责任落实到位，应由执行护士本人签全名，不允许他人代签。实习、进修护士必须在带教老师的指导下执行并实行双签名，格式为带教老师、实习护士或进修护士。

（五）康复护理治疗单

康复护理治疗单主要是对肢体外伤后的患者进行康复治疗和锻炼过程的记录。

1.书写内容

内容包括一般项目、入科评估、康复目标、康复治疗项目、康复效果评价。

2.书写要求

一般项目应填写完整，不得有漏项；康复治疗项目应注明日期和频次；康复效果评价包括掌握运动情况、完成运动内容和运动效果评价，应注明评价日期和评价者签名。

六、病室交班报告

病室交班报告是由值班护士书写的书面交班材料，是值班护士在值班时对本病室的护理工作动态、患者的流动情况和需要交代事宜的交班表述。

（一）书写内容

1.病危患者

在第一栏内顶格书写体温、脉搏、呼吸及测量时间。对于非病危患者，书写时不写呼吸。

2.新入院及转入患者

报告患者姓名、性别、年龄、入院时间、主诉、病情、曾行何种治疗、目前的病情、入院后给予何种处置及结果，并且交代下一班应注意的事项。

3.手术患者

报告在何种麻醉下行何种手术、术中情况、皮肤情况、清醒及回病室时间；返回病室后的生命体征；创口敷料有无渗血、渗液；各种引流管是否通畅；引流液的性质、颜色、量；能否自行排尿；镇痛药物的应用；等等。

4.危重患者

报告神志、意识、饮食等变化情况，所给予的治疗方法、护理措施及效果评价，下一班需要观察和护理的重点，等等。

5.产妇

报告胎次、产程、分娩时间、分娩方式、分娩创口及恶露等情况。

6.预备工作交代

预手术、预检查、待执行的特殊治疗，应注明注意事项、术前皮试结果、皮肤准备、用药、禁食、禁水等准备情况。

7.其他

第一，各类患者均报告思想情绪、心理状态及夜间睡眠情况。

第二，有危重患者护理记录单的病室报告可以简化，注明详见危重患者护理记录单即可。

（二）书写要求

第一，交班报告应在各班（白班、夜班、晚班）交班前按时完成。

第二，完整填写眉栏各项空白项目，无者写"0"，不得有空项、漏项。

第三，由当班护士书写，书写者签全名，盖章无效。

第四，病情交班第一行空两格。手术患者诊断写术后诊断。交班报告第一页填满需续页时，下一页可以不写患者床号、姓名、诊断等。

第五，白班交班患者，如夜间交班内容在相应的格式内写不下时，可在当天交班的后面书写患者的床号、姓名、诊断及病情等。

第六，出院、转出、入院、转入、手术、分娩、病危、死亡、预手术、预检查、转床者，以上各项应在姓名项下以红墨水笔注明。

（三）书写顺序

1.减员

减员包括出院、转院及转科（应交代转出科室）、死亡（应简要交代病情变化及抢救过程）、呼吸、心搏停止时间、尸体料理情况等。

2.增员

增员包括入院、转入（注明由何科转来）。

3.重点患者

重点患者包括病危、手术、分娩、有心理或情绪变化、病情突然发生变化的患者。

4.预备工作交代

预手术、预检查、特殊检查（如I试验）等。

第三章　护理职业防护规范

第一节　隔离

隔离是指采用各种方法、技术，防止病原体从患者及携带者身上传播给他人的措施。应将传染源和高度易感人群安置在指定地方，暂时避免与周围人群接触，切断传播途径，防止病原微生物在患者、工作人员及媒介物中扩散。

一、概述

医院感染的发生必须有感染源、传播途径和易感宿主的同时存在和相互作用，三者缺一不可。隔离的基本原理是要严格管理感染源，切断传播途径，保护易感宿主，阻断感染链。

（一）医院建筑布局与隔离要求

根据患者获得感染的危险程度，应将医院分为4个区域：①低危险区域，包括行政管理区、教学区、生活服务区等；②中等危险区域，包括普通门诊、普通病房等；③高危险区域，包括感染疾病科（门诊、病房）等；④极高危区域，包括手术室、重症监护病房、器官移植病房等。

同一等级分区的科室相对集中，高危险区的科室宜相对独立，宜与普通门诊、病区和生活区分开，通风系统应区域化，配备合适的手卫生设施。

1.呼吸道传染病

病区的建筑布局与隔离要求适用于经呼吸道传播疾病患者的隔离。

第一，建筑布局。病区宜设在医院相对独立的区域，与普通病房和生活区分开，分为清洁区、潜在污染区和污染区，设立两通道和三区之间的缓冲间。缓冲间两侧的门不应同时开启。经空气传播疾病的隔离病区，应设负压病室。病室的气压宜为–30 Pa，缓冲间的气压宜为–15 Pa。

第二，隔离要求。应严格服务流程和三区管理，各区之间界限清楚，标识明显。病室内有良好的通风设施。不同种类传染病患者应分室安置。

2.感染性疾病

病区的建筑布局与隔离要求适用于主要经接触传播疾病患者的隔离。

第一，建筑布局。病区应设在医院相对独立的区域，远离儿科病房、重症监护治疗病房（ICU）和生活区。设单独出入口和入出院处置室。设清洁区、潜在污染区和污染区，三区之间设缓冲间。中小型医院可在建筑物的一端设立感染性疾病病区。

第二，隔离要求。应分区明确，标识清楚，不同种类的感染性疾病患者应分室安置。病室通风良好，配备适量非触手式开关的流动水洗手设施。

3.普通病区的建筑布局与隔离要求

第一，建筑布局。普通病区宜设在病区的末端，应设一间或多间隔离室。

第二，隔离要求感染性疾病患者与非感染性疾病患者应分室安排。受条件限制的医院，同种感染性疾病、同种病原体感染患者可安置于一室，病床间距大于0.8 m；病情较重的患者宜单人间安置。

（二）隔离的管理

第一，在新建、改建与扩建时，建筑布局应符合医院卫生学要求，并且应具备局部隔离预防的功能，区域划分明确，标识清楚。

第二，应根据国家的有关法规，结合本医院的实际情况，制定隔离预防制度并实施。

第三，隔离的实施应遵循"标准预防"和"基于疾病传播途径的预防"的原则。

第四，应采取有效措施，管理感染源，切断传播途径和保护易感人群。

（三）隔离的原则

1.隔离标识明确，卫生设施齐全

根据隔离种类，应在病室或病床前挂隔离标志。门口放置用消毒液浸湿的脚垫和挂隔离衣用的立柜或壁橱，备有隔离衣、帽子、口罩、鞋套及手消毒物品。

2.严格遵守服务流程，加强三区管理

明确服务流程，保证洁、污分开，同时严格三区管理。第一，患者及患者接触过的物体不得进入清洁区，工作人员接触患者后，需刷手并消毒，脱去隔离衣及鞋，方能进入清洁区。第二，患者或穿隔离衣的工作人员通过走廊时不得接触墙面、家具等物，污染物品固定存放在一定位置。第三，污染区的物品未经消毒处理，不得带到他处。工作人员进入污染区时，按规定戴工作帽、口罩及穿隔离衣，必要时穿隔离鞋。穿隔离衣前备齐所用物品，穿隔离衣后只能在规定范围内活动，离开前脱隔离衣、鞋并消毒双手。

3.物品消毒处置规范

患者接触过的物品或落地的物品视为污染，必须经过消毒后再用。患者的信件、票证、书籍等需经熏蒸消毒处理后才能递交家人或重新使用。不宜消毒的物品应放入塑料袋内避污。需送出病区处理的物品应分类置于黄色污物袋内，袋外有明显标记。患者的排泄物、分泌物、呕吐物需经消毒处理后方可排放。

4.定期做好环境消毒

隔离病室应每日进行空气消毒，应用Ⅳ类环境的消毒方法，如用紫外线行空气消毒或用消毒液喷洒消毒，根据隔离类型确定每日消毒的频次。

5.加强隔离患者心理护理

了解患者的心理状况，根据情况安排探视，尽量消除患者在心理上因被隔离而产生的恐惧或孤独感。

6.掌握解除隔离的标准

患者的传染性分泌物经培养3次，结果均为阴性或确定已度过隔离期，经医师开出医嘱后方可解除隔离。解除隔离后，患者经过沐浴更衣方可离开，病室所有用物必须进行终末消毒。

7.做好终末消毒处理

终末消毒处理是指对出院、转科或死亡患者，以及用物、所住病室和医疗器械进行的消毒处理。

（1）患者的终末处理

患者只有沐浴后换上清洁衣服才能迁入非隔离病房或出院。个人用物消毒后方能带离隔离区。如果患者死亡，就用消毒液做尸体护理。

（2）病室和物品的终末处理

被服放入污物袋，消毒后再清洗；紧闭病室门窗，摊开棉被，床垫、枕芯竖放，打开抽屉、柜门，用消毒液熏蒸或用紫外线消毒；用消毒液擦拭家具和地面。体温表用消毒液浸泡，血压计、听诊器放熏蒸箱消毒，被服类消毒后再清洗。

二、标准预防和隔离种类及措施

隔离的实施应遵循"标准预防"和"基于疾病传播途径的预防"的原则。隔离预防应在标准预防的基础上实施两大类隔离，即基于切断传播途径的隔离和基于保护易感人群的隔离。

（一）标准预防

1.标准预防概念

标准预防是基于患者的血液、体液、分泌物、排泄物（不包括汗液）、非完整性皮肤和黏膜均可能含有感染性因子的原则，针对医院所有患者和医务人员采取的一组预防感染措施。它包括手卫生，根据预期可能的暴露选用手套、隔离衣、口罩、护目镜或防护面罩，以及安全注射；也包括穿戴合适的防护用品，处理患者环境中污染的物品与医疗器械。

2.标准预防措施

第一，接触患者的血液、体液、分泌物、排泄物及污染物品后，无论是否戴手套，都应严格地洗手。

第二，进行可能接触患者体液、血液的操作时需戴手套，手部破损的医务人员接触患者血液、体液时戴双层手套。

第三，进行有可能发生血液、体液飞溅到医务人员面部的操作时需戴口罩、护目镜。

第四，实施安全注射，针头用后放锐器盒，禁止回套针帽，以防锐器伤，并且使用具有保护装置的安全注射器。

（二）隔离种类及措施

1.基于切断传播途径的隔离预防

一种疾病可能有多种传播途径时，应在标准预防的基础上，联合采取相应传播途径的隔离与预防。

（1）接触传播的隔离与预防

接触传播的隔离与预防适用于经接触传播的疾病，如肠道感染、多重耐药菌感染、皮肤感染等。在标准预防的基础上，隔离措施还有：①隔离病室挂蓝色标识。②患者的隔离。第一，患者单间隔离或同病种患者同室隔离；第二，尽量限制患者的活动范围，减少不必要的转运，如必须转运时，应尽量减少对其他患者、医务人员和环境表面的污染；第三，患者用过的物品，如床单、衣物、换药器械等均应先灭菌处理，再进行清洁、消毒、灭菌处理；伤口敷料则集中焚烧。③医务人员的防护。第一，治疗护理时应穿隔离衣；离开隔离室前脱下隔离衣，按要求悬挂，每天更换与消毒，如使用一次性隔离衣，用后按医疗废物管理要求处置。接触甲类传染病应按要求穿脱、处置防护服。第二，接触血液、体液、分泌物、排泄物时戴手套；离开隔离室前，接触污染物品后应摘除手套，消毒双手，如手有伤口应戴双层手套。

（2）空气传播的隔离与预防

空气传播的隔离与预防适用于通过空气传播的疾病，如肺结核、水痘及麻疹等。在标准预防的基础上，隔离措施还有：①隔离病室挂黄色标识。②患者的隔离。第一，安置单间病室，无条件时同病种患者可同住一室，关闭通向走廊的门窗，防止病原体随空气向外传播。尽量使隔离病室远离其他病室或使用负压病房。无条件收治时尽快转送至有条件收治呼吸道传染病的医疗机构。第二，当患者病情允许时应戴外科口罩并限制活动范围。第三，严格空气消毒。第四，患者口鼻分泌物需经严格消毒后再倾倒，患者的专用痰杯要定期消毒。③医务人员的防护。第一，应严格按照区域流程，在不同的区域戴不同的防护用品，离开时按要求摘脱。第二，治疗和护理时需戴帽子、防护口罩，可能接触患者体液、血液时需戴手套，进行可能发生血液、体液喷溅的诊疗操作时应戴口罩、护目镜，穿防护服。

（3）飞沫传播的隔离与预防

飞沫传播的隔离与预防适用于通过飞沫传播的疾病，如百日咳、病毒性腮腺炎、流行性感冒等。在标准预防的基础上，隔离措施还有：①隔离病室挂粉色标识。②患者的隔离。第一，安置单间病室，无条件时同病种患者可同住一室，关闭通向走廊的门窗，防止病原体随空气向外传播。尽量使隔离病室远离其他病室或使用负压病房。无条件收治时尽快转送至有条件收治呼吸道传染病的医疗机构。第二，当患者病情允许时应戴外科口罩并限制活动范围。第三，加强通风或进行空气的消毒。第四，患者之间、患者与探视者之间应相距1 m以上，探视者应戴外科口罩。③医务人员的防护。第一，应严格按照区域流程，在不同的区域戴不同的防护用品，离开时按要求摘脱。第二，与患者近距离（1 m内）接触时需戴帽子、防护口罩，可能接触患者体液、血液时需戴手套，进行可能发生血液、体液喷溅的诊疗操作时应戴口罩、护目镜，穿防护服。

2.基于保护易感人群的隔离预防

基于保护易感人群的隔离预防又称"反向隔离"，是把保护易感人群作为制定措施的主要依据而采取的隔离，适用于抵抗力低下或极易感染的患者，如早产儿及严重烧伤、白血病、器官移植及免疫缺陷等患者。隔离措施如下。

（1）患者应住单间病室隔离

室内空气保持正压通风，定期换气；地面、家具均应严格消毒。

（2）医务人员治疗和护理的要求

医务人员应洗手，戴灭菌后的口罩、帽子，穿隔离衣，戴手套，穿拖鞋，等等。隔离衣的外面为清洁面，内面为污染面。

（3）原则上禁止探视

若必须探视，探视者也应采取相应的隔离措施。患呼吸道疾病或咽部带菌者，应避免接触患者。

三、隔离技术基本操作方法

（一）口罩的使用

戴口罩能阻止对人体有害的物质被吸入呼吸道，防止飞沫污染无菌物品或清洁物品。戴口罩可预防经空气、飞沫传播的疾病，还能避免患者的血液、体液等溅入医务人员的口及鼻腔，同时防止医务人员将病原体传染给患者。

常用口罩可分为纱布口罩、外科口罩和医用防护口罩等。根据不同的操作要求选用不同种类的口罩。一般诊疗活动可戴纱布口罩或一次性使用外科口罩；手术或进行体腔穿刺时可戴外科口罩，护理免疫功能低下患者应戴外科口罩；接触经空气、飞沫传播的呼吸道感染患者时，应戴医用防护口罩。

1.目的

保护患者和工作人员，防止感染和交叉感染。

2.计划

（1）护士准备

着装整洁，洗手，戴帽子。

（2）用物准备

口罩（根据需要准备不同种类的口罩）。

（3）环境准备

操作环境清洁、宽敞。

3.实施

操作步骤见表3-1。

表3-1　口罩的使用操作步骤

操作步骤	要点与说明
▲戴纱布口罩	
洗手	·保持口罩的清洁
取口罩：取出清洁口罩	
戴口罩：将口罩罩在口鼻部及下巴，口罩上方2根带子在头顶打活结，下方2根带子系在颈后	
▲戴外科口罩	
洗手	·保持口罩的清洁
取口罩：取出清洁口罩	
戴口罩：将口罩罩在口鼻部及下巴，口罩上方2根带子在头顶打活结，下方2根带子系在颈后	

续表

操作步骤	要点与说明
压鼻夹：将双手指尖放在鼻尖上，从中间位置开始，用手指向内按压，根据鼻梁形状塑造鼻夹	·不应用一只手按压鼻夹
调整：根据面部形状调整系带的松紧度	·确保不漏气
▲戴医用防护口罩	
洗手	·保持口罩的清洁
取口罩：取出清洁口罩，一手托住口罩，有鼻夹的一面向外	
戴口罩：将防护口罩罩住口鼻部及下巴，鼻夹部位向上紧贴面部，用另一只手将下方系带拉过头顶，放在颈后双耳下，再将上方系带拉过头顶	
压鼻夹：将双手指尖放在金属鼻夹上，从中间开始，用手指向内按压鼻夹，并且分别向两侧移动和按压，根据鼻梁的形状塑造鼻夹	·不应用一只手按压鼻夹
调整：将双手完全盖住口罩，快速呼气，检查密合性，若漏气调整鼻夹位置	·确保不漏气
▲脱口罩	
洗手后，先解开下面的系带，再解开上面的系带，捏住系带将口罩取下，丢入医疗垃圾袋内	·不接触口罩的污染面

4.评价

戴口罩方法正确有效。

（二）避污纸的使用

避污纸就是清洁纸片，在做简单隔离操作时，使用避污纸拿取物品可保持双手或用物不被污染，以省略消毒程序。例如，收取污染的药杯，拿患者用过的物品，开自来水龙头，开关门窗或电源，拾取掉在污染区地面上的物品，等等。

使用避污纸时，要从上面抓取，不可掀页撕取和接触下面的纸片，以避免污染避污纸，使用后放进污物桶内，集中焚烧处理。

（三）穿、脱隔离衣

1.目的

穿隔离衣的目的是保护医务人员和患者，避免交叉感染。

2.评估

评估患者病情、目前采取的隔离种类，根据隔离种类判断是否需穿隔离衣，以及选择隔离衣的型号。

下列情况应穿隔离衣：①接触经接触传播的感染性疾病患者（如传染病患者、多重耐药菌感染患者等）时；②可能受到患者血液、体液、分泌物、排泄物等喷溅时；③对患者实行保护性隔离时，如大面积烧伤患者、骨髓移植患者的诊疗护理。

3.计划

（1）护士准备

戴好口罩、帽子，修剪指甲，取下手表，卷袖过肘。

（2）用物准备

隔离衣、挂衣架及夹子、手部消毒设备。

（3）环境准备

操作环境清洁、宽敞。

4.实施

操作步骤见表3-2。

表3-2　穿、脱隔离衣的操作步骤

操作步骤	要点与说明
▲穿隔离衣	
检查：检查隔离衣的大小是否合适，是否干燥、完好	·隔离衣长短合适，能遮住全部衣服和外露的皮肤，有破洞或潮湿不可使用
取衣：手持衣领取下，将清洁面面向自己，衣领两端向外对齐，露出肩袖内口	·衣领及隔离衣内面为清洁面
穿衣袖：一手持衣领，另一手伸入一侧衣袖内，举起手臂将衣袖上抖，持衣领的手协助向上拉衣领，穿好衣袖；换手持衣领，依上法穿好另一袖	·衣袖不可触及面部、帽子

续表

操作步骤	要点与说明
系衣领：两手持衣领，由领子中央顺着边缘向后理顺领边，扣（系）好衣领	
扎袖口	·此时手已污染
系腰带：解开腰带活结，将隔离衣一边（约在腰下5 cm处）逐渐向前拉，见到边缘捏住，同法将另一侧边缘捏住，两手在背后对齐两侧衣边，向一侧折叠并以手按住，另一手将腰带拉至背后折叠处按住，腰带在背后交叉回到前面打一活结系好	·手不可触及隔离衣内部 ·后侧边缘对齐 ·穿好隔离衣后不得进入清洁区
▲脱隔离衣	
解腰带：松开腰带，在前面打一活结	·不可将衣袖外侧塞入袖内
解袖口：解开袖带或扣子，翻卷袖口，将衣袖向上拉至肘部，将部分衣袖塞入工作衣袖内，露出双手	
消毒双手：消毒双手并擦干	·消毒手时隔离衣不得沾湿
解衣领：解开领扣或领带	·手不可触及隔离衣外面，不要污染手臂
脱衣袖：一手伸入另一侧衣袖内，拉下衣袖过手，用衣袖遮住的手握住另一侧衣袖的外面将衣袖拉下，两手在袖内对齐袖子，双手转换逐渐从袖管中退出至衣肩	·如使用一次后更换，双手持带将隔离衣下拉，将隔离衣污染面朝里，衣领及衣边卷至中央，放入医疗垃圾袋中
挂衣钩：两手持领，将隔离衣两边对齐，挂在衣钩上；不再穿的隔离衣，脱下后清洁面向外，卷好放入医疗垃圾袋中	

（四）穿、脱防护服

1.目的

穿防护服的目的是保护医务人员和患者，避免感染和交叉感染。

2.评估

评估患者病情、目前采取的隔离种类，根据隔离种类判断是否需穿防护服。下列情况应穿防护服：①医务人员接触甲类传染病或按甲类传染病管理的患者。②接触经空气传播或飞沫传播的患者，可能受到患者血液、体液、分泌物、排泄物等喷溅时。

3.计划

（1）护士准备

戴好口罩、帽子，修剪指甲，取下手表，卷袖过肘。

（2）用物准备

隔离衣、挂衣架及夹子、手部消毒设备。

（3）环境准备

操作环境清洁、宽敞。

4.实施

操作步骤见表3-3。

表3-3　穿、脱防护服的操作步骤

操作步骤	要点与说明
▲穿防护服	
准备：取下并检查防护服	·检查防护服是否完好、大小型号是否合适
穿衣：先穿下衣，再穿上衣，然后戴好帽子，最后拉上拉链	·连体和分体式穿衣顺序一样
▲脱连体防护衣	
拉开拉链	
脱帽子：向上提拉帽子，使帽子脱离头部	
脱衣服：先脱袖子，再从上向下边脱边卷，将污染面向里，全部脱下后放入医疗垃圾袋内	·衣袖不可触及面部
▲脱分体防护衣	
拉开拉链	
脱帽子：向上提拉帽子，使帽子脱离头部	
脱上衣：先脱袖子，再脱下上衣，将污染面向里放入医疗垃圾袋内	
脱下衣：由上向下边脱边卷，污染面向里，脱下后放入医疗垃圾袋内	

（五）防水围裙的使用

防水围裙主要用于可能受到患者的血液、体液、分泌物及其他污染物质喷溅或进行复用医疗器械的清洗时。

防水围裙分为重复使用的围裙和一次性使用的围裙两种。重复使用的围裙每班使用后应及时清洗和消毒，有破损或渗透时应及时更换；一次性使用的围裙应一次性使用，受到污染时应及时更换。

（六）护目镜、防护面罩的使用

医务人员在为患者进行诊疗和护理的过程中，佩戴护目镜或防护面罩可有效防止患者的血液、体液等溅入医务人员的眼睛、面部皮肤及黏膜。

护目镜或防护面罩的应用指征：①在进行诊疗、护理过程中，可能发生患者血液、体液等喷溅时；②近距离接触经飞沫传播的传染病患者时；③为呼吸道传染病患者进行气管切开、气管插管等近距离操作，可能发生患者血液、体液等喷溅时，应使用全面型防护面罩。

在戴护目镜、防护面罩前应检查有无破损，佩戴装置是否松脱。护目镜或防护面罩用后应清洁与消毒。

第二节　医疗锐器伤的防护

锐器伤是导致护理人员发生血源性传播疾病最主要的职业因素，目前已证实有20多种病原体可通过锐器伤接触传播，其中最常见、威胁最大的是乙型肝炎病毒、丙型肝炎病毒和人类免疫缺陷病毒（HIV）。护理人员因接触注射器、输液器等医疗锐器的机会多而成为医院锐器伤发生率最高的职业群体。护理人员发生锐器伤的潜在危险因素有对锐器伤的防范意识薄弱、缺乏标准预防的知识、不良的个人操作习惯和不良的工作环境等。因此，应严格执行消毒隔离制度和操作规程，充分利用各种屏障防护用具和设备，减少各种危险行为，加强防范措施的管理，降低锐器伤的发生率。

一旦发生锐器伤，应立即采取"一挤、二冲、三消毒"等措施防止病原体经伤口传播。

一、职业性锐器伤的分类

（一）按器具分类

安瓿占59.2%，注射器针头占13.2%，玻璃注射器占11.5%，头皮针占6.5%，刀片占5.5%，剪刀占2.6%，套管针占1.5%。

（二）按受伤的部位分类

左手示指占39.2%，右手示指占35.3%，左手掌心占5.9%，右手掌心占4.6%，左手拇指占4.3%，右手拇指占4.1%，其他部位占6.6%。

（三）按受伤的程度分类

未出血占3.3%，皮肤刺伤出血占69.1%，深层刺伤大量出血占20.7%，肌腱损伤占6.9%。

二、护理人员职业性锐器伤的防护措施

虽然护理人员在工作中被锐器伤害是不可避免的，但是美国疾病控制与预防中心的评估表明，有62%～88%的锐器伤害是可以事先预防的。因此，严格执行消毒隔离制度和操作规程，充分利用各种屏障防护用具和设备，减少各种危险行为，加强防范措施的管理，是能够降低锐器伤发生率的。

（一）加强护理人员职业安全教育，提高自我防护意识

加强教育，对护理人员进行安全工作技术、方法的专门培训至关重要。教育内容应包括预防注射锐器伤指南，锐器伤的危害、原因及防护对策；锐器伤的处理；锐器伤后的报告制度；熟悉医疗锐器的安全使用方法，正确处理使用过的注射器；等等。应提高护理人员对锐器伤害的认识，树立标准预防的理念，纠正护理人员受伤后的侥幸心理，使其重视和配合锐器伤处理，提高护理人员预防锐器

伤的自觉性。同时，结合医院及科室的特点，进行锐器伤危险因素的评估，增强护理人员的防护意识。

（二）规范操作行为，执行安全操作标准

规范操作行为是降低锐器伤发生率、确保护理人员职业安全的重要环节。

第一，树立标准预防的观念。接触患者的血液、体液时，应视所有血液、体液具有传染性，充分利用各种屏障防护设备。护理人员在实际操作中应自觉采取防护措施，如戴手套、口罩、帽子，穿隔离衣等。

第二，护理人员在进行注射、抽血、输液等操作时，行动要特别小心，以免刺伤别人或自己。操作后应安全处理针头，改掉徒手分离针头或将扔下的针头重新插到输液管等不良操作行为；不给针头套帽，一定要套回时，请应用单手套法，禁止双手回套针帽。

第三，应采用持物钳持物，不可用手直接接触使用过的针头、刀片。任何时候都不用弯曲、损伤的针器，绝对不要用手处理破碎的玻璃。

第四，针头或锐器在使用后应立即扔进耐刺的锐器收集箱中，收集箱要有牢固的盖子和箱体锁定装置，有明显的生物危险品警告标志。

第五，给不配合的患者注射或输液时应该有他人的帮助。

第六，打开玻璃安瓿时，用棉球垫于安瓿与手指之间，用力均匀适当。

第七，患者使用过的锐器，在传递中应用金属容器盛放传递，不可用手直接传递。

第八，护理操作过程中，要保证充足的光线，并且特别注意防止被针头、缝合针、刀片等锐器刺伤或划伤。

（三）加强职业防护管理，完善相关制度

医院感染管理科人员要重视锐器伤对护理人员损害的严重性，建立完善的监测系统、锐器伤的报告及反馈制度。目前一些国家已建立了护理人员锐器伤的监测网络，通过专门软件，对所监测到的数据进行分析，了解高危人群、高危操作及高危产品等信息，不但可以为政府部门制定控制和预防措施提供流行病学资料，而且将这些信息及时反馈给护理人员，可以提高他们的安全意识，减少锐器伤的发生。

（四）改进医疗设备，完善防护设施

使用安全工具能有效地降低锐器伤的发生率。因使用的安瓿易碎、断端锐利及铝盖边缘毛糙，导致掰安瓿与铝盖割伤的发生率最高。应改进制造工艺，选择有利于操作安全的产品，如采用移液器，配备专用毁形器、真空采血管及无针连接系统等，采用先进的预防针刺伤的护理用具，使用带有保护设计的针头，如自动套帽的静脉导管、安全型注射器（自动回缩针头）等，以预防锐器伤的发生。

（五）严格管理医疗废弃物

提供随手可得的符合国际标准的锐器物收集器，严格执行医疗垃圾分类标准。锐器不应与其他废物混放，在操作处置场所设置特定的锐器收集箱，锐器用后应稳妥安全地置入锐器盒内，锐器盒应有大小不同的型号。大的放在锐器废物较多的地方（如手术室、注射室、治疗室）。锐器盒进口处要便于投入锐器，因为与针头相连接的注射器可能会一起丢弃，所以容器应可一起处理针头和注射器。锐器盒应具有如下特点。

第一，防漏防刺，质地坚固耐用。

第二，便于运输，不易倒出或泄漏。

第三，有手柄，手柄不能影响使用。

第四，有进物孔缝，进物容易，且不会外移。

第五，有盖。

第六，在装入3/4容量处应有"注意，请不要超过此线"的水平标志。

第七，当采用焚烧处理时应可焚化。

第八，标以适当的颜色。

第九，用文字清晰标明专用字样，如"锐器收集盒"。

第十，底标以国际标志符号标明，如"生物危险品"。分散的污物袋要定期收集集中。污物袋应每日运出病房或科室，无标志的污物袋不应搬出，而且应保证安全，防止泄漏。封好的锐物容器或圆形污物桶搬出病房或科室之前应有明确的标志，便于监督执行。清运工人应戴较厚的专用长手套搬运垃圾，防止被锐器所伤。

（六）科学合理地安排护理工作及人力资源

护理管理者应从护理人员安全的角度出发，科学地合理编配各病区的护理人员。护士长要采取科学的弹性排班、轮班的方法，为护理人员提供宽松的工作环境和丰富多彩的文化生活，提供减轻压力和放松精神的技巧培训。同时应关注护理人员的劳动防护问题，为临床护理人员提供计划免疫，对乙肝表面抗原阴性者，接种乙肝疫苗可有效预防乙型肝炎病毒（HBV）的感染。

（七）加强护理人员健康管理

护理人员在工作中发生锐器损伤后，应立即做好局部的处理，再根据情况进行防治。建立护理人员健康档案，定期为护理人员进行体检并接种相应的疫苗，如定期注射乙肝疫苗；建立损伤后登记上报制度；建立医疗锐器伤处理流程；建立受伤工作人员监控体系，追踪伤者健康状况，降低感染发生率。因为护理人员在发生皮肤锐器伤时有可能产生焦虑、紧张，甚至是悲观、恐惧心理，特别是被乙肝、丙肝、艾滋病患者的血液及体液污染针头刺伤时，其表现的心理问题更为明显，所以相关管理层领导应积极关心伤者，及时有效地采取预防补救措施。同时，做好伤者的心理疏导，以增强护理人员战胜恐惧、战胜疾病的信心。

三、护理人员职业性锐器伤的紧急处理

（一）锐器伤后伤口的紧急处理

护理人员一旦发生锐器伤，应保持镇静，及时采取以下措施防止病原体经伤口传播。

1.挤

立即从近心端向远心端挤压受伤部位，尽可能挤出损伤处的血液，相对减少污染的程度。

2.冲

立即用流动水和消毒肥皂液反复冲洗皮肤，用生理盐水冲洗黏膜。

3.消毒

用碘酒等皮肤消毒液涂擦伤口，并用密闭无菌敷料包裹伤口。

4.报告

立即向医院感染管理委员会报告并明确病原体，以确定是否需要接受艾滋病、乙型肝炎、丙型肝炎等血源性疾病的检查和随访，确保在第6周、第3个月、第6个月、第12个月（根据其危险性大小）接受跟踪检测并填写意外损伤报告，详细记录在案，其内容至少包括该锐器的名称和型号，以及事故发生的地点和原因。

5.检测

尽早检测抗体并依据免疫状态和抗体水平采取相应的处理措施，充分利用安全有效的生物制品，以避免或减轻可能造成的后果。对暴露源不明者按阳性病例处理。

（二）锐器伤后预防性治疗方案

若病原体不明确或病原体已确诊为艾滋病、乙型肝炎、丙型肝炎，均应依据国家卫健委制定的条例采取预防措施。

第一，对于乙型肝炎易感者受到乙型肝炎污染的锐器伤后，应在24 h内注射乙肝免疫球蛋白，同时进行血液乙型肝炎表面抗原的检测，阴性者皮下注射乙肝疫苗10μg、5μg、5μg（0个月、1个月、6个月）。

第二，病原体是艾滋病，被刺伤者应在2 h内使用齐多夫定（叠氮胸苷），定期追踪。

第三，丙型肝炎病毒暴露后的预防性治疗：α干扰素每次3 MIU，皮下注射，连续3天，定期追踪。

第三节　艾滋病的职业防护

获得性免疫缺陷综合征简称艾滋病，是人类免疫缺陷病毒感染人体后引起的一种传染病。临床上有明显的后天获得性免疫缺陷表现，以发生各种机会性感染及恶性肿瘤为特征，预后险恶，病死率极高，曾有"超级癌症"之称。人类免疫缺陷病毒感染是指人类免疫缺陷病毒进入人体后的带毒状态，个体即称为人类免疫缺陷病毒感染者。人类免疫缺陷病毒感染者出现较严重的临床症状，称为艾滋病患者。

艾滋病具有传播速度快、波及地区广及死亡率高等特点。自1981年美国首次报道艾滋病以来，艾滋病已在全球广泛流行，目前全球约有4000万人类免疫缺陷病毒感染者。我国于1985年发现首例艾滋病患者，目前艾滋病的流行已进入快速增长期，全国人类免疫缺陷病毒感染者估计已达84万人，各省、自治区、直辖市都已发现人类免疫缺陷病毒感染者。性接触传播为本病的主要传播途径，还可经血液途径、母婴途径传播。近年来，医务人员在工作中不慎被染有人类免疫缺陷病毒的注射针头、刀具等刺伤皮肤或通过眼、鼻、口腔黏膜直接接触患者血液而感染艾滋病的案例也时有报道。

一、艾滋病职业暴露

艾滋病职业暴露是指医务人员在从事艾滋病防治工作及相关工作的过程中被人类免疫缺陷病毒感染者或艾滋病患者的血液、体液污染了破损的皮肤和黏膜，或被染有艾滋病病毒的针头或其他锐器刺破皮肤而具有被艾滋病病毒感染的可能性的情况。

（一）人类免疫缺陷病毒职业暴露的感染源

人类免疫缺陷病毒职业暴露的感染源主要来自艾滋病患者或人类免疫缺陷病毒感染者的血液或体液；艾滋病患者或人类免疫缺陷病毒感染者的精液、阴道分泌物、母乳、羊水、心包积液、腹水、胸腔积液、关节滑膜液、脑脊液等深层体液；含人类免疫缺陷病毒的实验室标本、生物制品、器官等。接触艾滋病患者或人类免疫缺陷病毒感染者的粪便、尿液、涎液、鼻涕、痰液、眼泪、汗液、呕吐物等体液不会感染，除非这些体液含有血液。

因为艾滋病的潜伏期很长，所以人类免疫缺陷病毒感染者从外表来看无法辨别，却具有传染性。此外，因为艾滋病没有特异的临床表现，患者常到各科（内科、皮肤科、神经科、口腔科等）就医，就诊时不易及时做出正确诊断，所以医务人员在临床工作中面对更多的是潜在的感染源。

（二）人类免疫缺陷病毒职业暴露的原因

长期以来，有些医务人员对职业暴露的危险性认识不足，不少人存在侥幸心理，认为艾滋病主要涉及传染科和疾病控制部门，自己不可能接触到艾滋病患者或人类免疫缺陷病毒感染者，而且缺乏对艾滋病相关知识的了解，未接受职业安全教育，缺乏自我防护知识和技能，因怕麻烦而长期养成一些不规范的操作习惯，或因管理者担心成本增加而不注意医务人员必需的防护等。与护士职业暴露有关的常见操作如下。

1.与针刺伤有关的操作

导致医务人员职业暴露的罪魁祸首是污染的针刺伤及其他锐器伤，如针头、缝针、刀片等，约占86%。护士是医院中针刺伤发生率最高的职业群体，急诊科、手术室、产房及透析室是针刺伤的高发科室。针刺伤最容易发生的环节是在针头使用后到针头丢弃这一段过程。

第一，护士将使用过的锐器进行分离、浸泡和清洗，如将一次性医疗用品（注射器、输液器、输血器等）进行初步分类和处理，抽血后取下针头将血液注入试管内等操作。

第二，将使用过的注射器或输液器针帽套回针头的过程也容易导致针头刺伤操作者，其危险性不小于拿着一个暴露的针头，此动作导致的针刺伤占针刺伤总数的10%～25%。

第三，在工作中已使用过的输液器上的头皮针及无针帽的注射器面向别人或自己，由此造成误伤。

第四，操作后污染物的处理也是护士被针刺伤的重要环节，如医师清创后，手术器械由未参加清创的护士来清理，而护士对手术刀、手术探针等锐器的位置不了解，容易造成刺伤。

第五，临床上很多医院用塑料袋等不耐刺的容器装用过的一次性针头、手术刀片等，护士处理医疗垃圾时极易被刺伤。

2.接触血液、体液的操作

第一，处理工作台面及地面、墙壁的血液和体液时未先进行消毒，而是直接按常规处理，或进行将血液、体液从一容器倒入另一容器等有可能污染双手的操作时没有戴手套。

第二，在急诊科可能随时要救治大批外伤患者，而护士的手可能存在自己知道或不知道的破损。在急救过程中，护士的手或衣服可能接触了患者的血液或体液，但没有及时使用有效的防护用品，或者可能发生意外，如患者的血液、分泌物溅入护士的眼、鼻腔、口腔内。

第三，为患者实施心肺复苏时，应先清理患者口腔内的分泌物及血液，尽量使用人工呼吸器代替口对口人工呼吸，或用设有过滤器的面罩辅助呼吸。

（三）职业暴露后的危险性

引起感染的相关因素包括病原体的种类、接触的方式、接触的血量、接触患者血中的病原体的量。

1.感染人类免疫缺陷病毒的概率

在医务人员群体中，遭遇职业暴露概率最大的是护理人员（事故率为63%）；其次是临床医师（事故率为14%），包括外科医师、实习生、牙科医师；再次是医疗技师、实验员（事故率为10%）。职业暴露后存在着感染人类免疫缺陷病毒的危险性。研究资料表明，针刺的平均血量为$1.4\mu L$，一次针头刺伤感染人类免疫缺陷病毒的概率为0.33%，若暴露于较多血液量和（或）高病毒载量的血液，其传播危险率将会更高，可能大于5%；黏膜表面暴露后感染人类免疫缺陷病毒的概率为0.09%；无破损的皮肤表面暴露者感染人类免疫缺陷病毒的概率为0。由于职业原因，医务人员持续地暴露累积起来感染人类免疫缺陷病毒的危险性较大。一名外科医师累计感染人类免疫缺陷病毒的危险率可高达4%，护士是医师的2倍。

2.增加感染危险性的暴露因素

可能增加职业暴露后的危险性情况有以下8项。

第一，接触污染血液的量多。

第二，受损的伤口较深。

第三，空心针头刺伤比实心针头刺伤的危险性大。

第四，造成伤口的器械上有可以见到的血液。

第五，器械曾置于患者的动、静脉血管内。

第六，体液离开机体的时间越短，危险性越大。

第七，无保护接触患者血液的时间较长。

第八，晚期患者或患者病毒载量较高。

二、艾滋病职业暴露后的处理

（一）职业暴露后应遵循的处理原则

职业暴露后应遵循及时处理原则、及时报告原则、保密原则、知情同意原则。

（二）职业暴露发生后的处理程序

1.局部紧急处理

根据事故情况采取相应的处理方法。

第一，如发生皮肤针刺伤、切割伤、咬伤等出血性伤口，应立即脱去手套，轻轻挤压伤口，由近心端向远心端不断挤出损伤处的血液，再用清水或肥皂水冲洗。

第二，受伤部位可用75%的乙醇、20～50 g/L的过氧乙酸或者4.75～5.25 g/L的碘伏等消毒液涂抹或浸泡并包扎伤口，同时尽快寻求专业人士的帮助。

第三，血液、体液等溅洒于皮肤表面，应立即用肥皂水和流动水清洗，如血液、体液溅入眼和口腔黏膜等处可用生理盐水反复冲洗。

第四，衣物被污染时，应脱掉隔离衣，更换干净衣物。

第五，涉及污染物的重大损伤及泼溅时，应注意以下几点：污染处疏散人员，防止污染扩散；通知实验室主管领导、安全负责人，确定消毒程序；进行生物安全柜和（或）实验室的熏蒸消毒；穿防护服，被溅的地方用消毒剂浸泡过的物品覆盖，消毒剂起作用10～15 min后，再进行清理。

2.建立安全事故报告与登记制度

美国职业安全卫生管理局早在1991年就已经规定，医院必须上报医务人员血液暴露及针刺伤发生的情况，并且通过专门的软件对所监测到的数据进行分析，了解高危人群、高危操作及高危产品等信息，并且将这些信息及时地反馈给医务人员，从而达到对职业暴露、职业安全的控制与管理。在我国现阶段，因职业暴露感染经血液传播的疾病尚未引起足够的重视，职业暴露后报告体系尚不完善。随着对职业暴露认识的不断提高，报告体系将日趋完善。事故发生后，事故单位或事故当事人要立即向当地疾病预防控制中心详细报告事故原因和处理过程。重大事故在紧急处理的同时要立即向主管领导及有关专家报告，主管领导及有关专家要立即到现场根据情况进行评估，确定是否采用暴露后药物预防。如果需要用药，就向地区性抗人类免疫缺陷病毒安全药品储备库报告，力争在暴露后最短时间（24 h）内开始预防性治疗。小型事故可在紧急处理后立即将事故情况和处理方法一并报告给主管领导和有关专家，以及时发现处理中的疏漏之处，使处理尽量完善妥当。

对于安全事故的发生应建立意外事故登记簿，详细记录事故发生过程并保存。登记的内容包括安全事故发生的时间、地点及经过，暴露方式，损伤的具体部位、程度，接触物种类（血液、血性体液、精液、阴道分泌物、脑脊液、脑膜液、腹水、胸腔积液、心包积液、滑膜液、羊水和组织或病毒培养物等）和含人类免疫缺陷病毒的情况，原患者状况（如病毒载量、药物使用史），处理方法及处理经过（包括赴现场专家或领导活动），是否采用药物预防疗法，若采用则详细记录治疗用药情况，首次用药时间（暴露后几小时和几天），药物不良反应情况（包括肝、肾功能化验结果），用药的依从性状况，定期检测的日期、项目和结果。

3.进行暴露的风险评估

暴露发生后应尽快由专业人员进行危险性评估，根据暴露级别和暴露源的病毒载量水平或危险程度，确定采用暴露后预防的建议方案。

（1）暴露程度的级别

1级暴露：黏膜或可能损伤的皮肤暴露于血液或含血体液，接触的时间短、量少。2级暴露：黏膜或可能损伤的皮肤暴露于血液或含血体液，接触的时间长、量大，或是健康完整的皮肤被实心针头或尖锐物品刺伤或表皮擦伤。3级暴露：被中空针具刺伤、割伤，伤口较深，器械上可见到血液等。

（2）暴露源级别

人类免疫缺陷病毒暴露源级别1（轻度）：暴露源人类免疫缺陷病毒效价低，患者无症状，CD_4计数高。人类免疫缺陷病毒暴露源级别2（重度）：暴露源人类免疫缺陷病毒效价高，患者有症状、艾滋病患者、艾滋病急性感染期CD_4计数低。人类免疫缺陷病毒暴露源级别不明：暴露源来源不明，患者情况不明。

4.暴露后预防

暴露后预防是指暴露于人类免疫缺陷病毒后,对暴露程度和暴露源状态进行正确评估,决定是否进行抗反转录病毒预防性用药和选择合适的用药方案。

(1)暴露后预防用药的最佳时间

用药时间愈早愈好,最好在暴露后24 h内服药预防。动物研究实验证明,24 h内服用齐多夫定进行预防可100%保护,48 h内用药可50%保护,72 h内用药可25%保护。回顾性病例对照研究证明,暴露后预防用药是具有保护作用的,可降低约81%的人类免疫缺陷病毒传播的危险性。对于危险性高的接触,如深层的创伤、患者刚受感染或已进入末期艾滋病等,即使时间延迟了(如1~2周)也应服用齐多夫定。因为即使不能防止感染,早期治疗对人类免疫缺陷病毒急性感染也有益。

(2)暴露后预防用药的选择

有三类制剂可用于暴露后预防,包括核苷类反转录酶抑制剂、非核苷类反转录酶抑制剂和蛋白酶抑制剂。目前,所有预防性治疗的处方均应考虑使用齐多夫定,因为齐多夫定是临床数据唯一能证明效力的药物,它能使暴露后的血清阳转率下降79%。暴露后预防用药有两个方案。

基本两联方案:一般是两种反转录酶抑制剂的联合用药。为了增加抗反转录病毒的效力和对许多耐齐多夫定的毒株的效力,拉米夫定通常应同齐多夫定一起使用。

强化三联方案:当暴露源的人类免疫缺陷病毒已知或疑有对一种或多种抗病毒药物耐药,或为高危的暴露时(如血量较多的暴露或暴露源为人类免疫缺陷病毒效价高的晚期患者),则推荐在基本两联用药方案的基础上加用蛋白酶抑制剂,如茚地那韦。

(3)暴露后预防用药的疗程

服药持续多长时间效力最佳,目前还不清楚。动物及职业暴露预防试验提示,服药4周才有一定保护作用。因此,如无严重的不良反应,且能承受,预防性治疗应持续4周。当出现严重的毒性或耐药时可停药,但轻微的不良反应应坚持用药。

(4)暴露后预防用药的药物不良反应检测

在暴露后预防用药开始后应当检测服药后产生的不良反应,用药开始和服药2周后要进行全血检测、肾功能和肝功能检测。一旦发生主观或客观的不良反应，应在专家指导下考虑减量或用其他药物替代。

（5）预防用药的注意事项

在进行风险评估后，由事故当事人在知情同意的情况下对专家提出的建议做出选择。育龄妇女使用齐多夫定作为预防用药期间应避免或终止妊娠。动物实验表明，齐多夫定可使妊娠的小鼠增加患癌的危险。由于医务人员暴露后的感染率很低，而预防用药方案的不良反应较大，所以应严格掌握用药的指征。

（6）其他

如果暴露源的人类免疫缺陷病毒感染状态或暴露级别不明，暴露后的预防就应结合临床病历、流行病学资料、暴露的类型来分析暴露源为人类免疫缺陷病毒抗体阳性的可能性。如果有人类免疫缺陷病毒传播的可能性，就应开始实施基本用药方案，等暴露源的人类免疫缺陷病毒检测结果明确后再采取措施。人类免疫缺陷病毒阴性，应终止预防用药；若人类免疫缺陷病毒阳性，应重新评估，根据评估结果调整或修改预防用药方案。

5.暴露后随访

人类免疫缺陷病毒职业暴露发生后，应立即抽取被暴露者的血样做人类免疫缺陷病毒抗体本底检测，以便排除是否有既往人类免疫缺陷病毒感染。如果本底检测结果阴性，那么无论经过危险性评估后是否选择暴露后预防服药，都应在事故发生后随访咨询、检测和评估。据研究，95%的人类免疫缺陷病毒感染者将于暴露后6个月内出现血清抗体阳转，约5%的人类免疫缺陷病毒感染者于暴露后6～12个月出现人类免疫缺陷病毒抗体阳转，其中大多数人类免疫缺陷病毒感染者于暴露后2个月内出现抗体阳转，平均时间为65天。已采取暴露后紧急阻断服药的人类免疫缺陷病毒感染者不会延长其抗体阳转的时间。因此，应在事故发生后第6周、第3个月、第6个月和第12个月时分别抽取血样检测人类免疫缺陷病毒抗体，以便明确是否发生感染。

除监测人类免疫缺陷病毒外，还应对暴露者的身体情况进行观察和记录。要观察暴露者是否有人类免疫缺陷病毒感染的急性期临床症状，一般在6周内出现，如发热、皮疹、肌痛、乏力、淋巴结增大等，可以更正确地估计感染的可能性，及时调整处理措施或用药方案，还可以了解暴露后是否存在除人类免疫缺陷病毒感染以外的其他危险，如外伤、感染引起的败血症等，并给予相应的治疗。对于人类免疫缺陷病毒暴露后预防用药的人员，可以了解药物的不良反应发生情况、身体耐受药物情况、药物治疗的依从性等。

6.被暴露者在生活中的注意事项

从暴露发生起1年的时间内，应将被暴露者视为可能的人类免疫缺陷病毒传染源加以预防。具体措施主要包括：被暴露者应在每次性交时使用安全套；育龄妇女暂缓妊娠；孕妇要根据危险性评估的结果权衡利弊，决定是否终止妊娠；哺乳期女性应中断母乳喂养，改用人工喂养，在生活中避免与他人有血液或感染性体液的接触或交换等。

三、艾滋病职业暴露的防护

随着人类免疫缺陷病毒感染者和艾滋病患者越来越多，将有更多的临床护士面临护理艾滋病患者的工作。艾滋病患者需要护理，护士作为专业人员，应以同情、客观、迅速、有效的护理来帮助他们。但是在治疗护理过程中，很有可能发生医务人员被艾滋病患者传染的事件。虽然暴露后有些药物可以预防人类免疫缺陷病毒感染，但并不是百分之百有效。一旦感染发生，后果将会十分严重。因此，应该重视临床医务人员关于该病的职业暴露的问题，制定相关的防护措施，防止医务人员因职业暴露而感染人类免疫缺陷病毒。

护士因职业暴露被艾滋病感染的最主要途径是被污染的针头或锐器刺破皮肤，也有因破损的皮肤或非消化道黏膜，如眼结膜、鼻黏膜接触患者的血液或体液造成感染。所以，在临床护理工作中，护士应当严格遵守操作规程，遵循控制医院内感染的规则，防止意外伤害。

（一）普及性防护措施

世界卫生组织推荐的普遍性防护原则认为，在为患者提供医疗服务时，无论是患者还是医务人员的血液和深层体液，也无论其是阳性还是阴性，都应当认为具有潜在的传染性而加以防护。在所有患者都有可能是艾滋病患者的指导思想下，1985年美国疾病控制与预防中心提出了"普遍预防"的概念，1996年又提出了"标准预防"的概念，即假定所有人的血液等体内物质都有潜在的传染性，接触时均应采取防护措施，防止职业感染经血液传播疾病。通过采取综合性防护措施，不仅可以减少受感染的机会，还可以避免一些不必要的歧视和误会。这些措施包括以下几方面。

1.洗手

手接触污染物的机会最多，暴露时间长，但如无皮肤损伤一般不构成危险。洗手是预防人类免疫缺陷病毒传播最经济、方便、有效的方法。护士在接触患者前后，特别是在接触排泄物、伤口分泌物和污染物品前后，无论是否戴手套都要洗手。护理人员手上沾着的体液，可以很容易地用肥皂和水清除干净。因此，洗手是任何护理人员接触患者前要做的第一件事，也是他们离开患者或隔离病区要做的最后一件事。

2.避免直接接触血液或体液

护理人员应常规地实施屏障，防止皮肤、黏膜与患者的血液和体液接触。常用的防护措施包括戴手套、口罩或护目罩，穿隔离衣。手套等防护物品要备在固定而又随手可得的地方，便于取用。

（1）戴手套

当护理人员接触患者的血液、体液或患者的皮肤、黏膜与创伤，或者进入患者体腔及进行有关血管的侵入性操作，或接触和处理被患者的体液污染的物件和锐器，特别是护理人员手上有创口时，均应戴手套操作。

研究证实，经常戴手套的护理人员，其皮肤黏膜被医疗器械损伤和直接接触患者血液的机会均明显小于不戴手套者，且并不会因为戴手套操作不便而导致皮肤的损伤。在接触每名患者和护理另一名患者前要更换手套。手套不能重复使用，使用一次后要丢弃处理。手套发生撕裂、被针刺破或其他原因导致破损时要立即更换手套。操作完毕，应尽快脱去受血液或深层体液污染的手套，脱去手套后，即使手套表面上并无破损，也应马上彻底清洗双手。

（2）戴口罩或护目镜

在处理血液、分泌物、体液等有可能溅出的操作时，特别是在行气管内插管、支气管镜及内镜等检查时，应戴口罩和护目镜，这可以减少患者的体液、血液等传染性物质溅到医务人员的眼、口腔及鼻腔黏膜上的情况。一般使用过氯乙烯纤维制成的高效过滤口罩。口罩只能使用一次，潮湿后要及时更换。口罩要盖住口鼻部，不能挂在颈上反复使用。防护眼罩每次用后均应进行消毒处理。一般常规性护理人类免疫缺陷病毒感染者不需要戴口罩或护目镜，如有其他传染病存在或有指征时需要戴上口罩。

（3）穿隔离衣

在预测衣服有可能被血液、体液、分泌物、排泄物污染或执行特殊手术时，应穿上隔离衣。

3.安全处置锐利器具

医务人员被锐器（针刺）伤害是不可避免的，但是有相当一部分的锐器伤害是可以预防的。因此，对针头、手术刀或其他尖锐物品应小心处理，避免被针头或其他锐器刺伤。针对导致针刺的高危操作建议护士严格执行下列操作规程。

第一，操作后要立即将使用过的一次性注射器和锐器丢弃在针器收集器中，不必套回针帽，当必须套回时，要采取单手操作。不要用手折断或折弯针头，不要从一次性注射器上取下针头。

第二，不要将锐利废弃物同其他废弃物混在一起。尽快将用过的注射器、锐器、手术刀片直接放入坚固、耐穿破的容器内，容器外表应有醒目标志，将容器转送到处理部门。

第三，进行侵袭性操作时，一定要保证足够的光线，尽可能减少创口出血。手持锐器时不要让锐利面对着自己和他人，避免刺伤。处理创口时，要特别注意减少意外刺伤。

第四，无论在什么情况下，不要把用过的器具传递给别人。所有操作后应由操作者自己处理残局，避免意外刺伤的发生。

第五，采血时要用安全的蝶形真空针具，以降低直接接触血液的危险性。执行注射、抽血等操作时应戴手套。

4.医疗操作环境的改善

针刺伤和锐器伤除了与所涉及的操作过程有关，还与医疗护理器材的设计有关。一些运用技术技巧的医疗用品与针刺伤的高发生率密切相关，当针头产品的设计为在使用后可以分离的或还需操作的易发生针刺伤。因此，目前国外开发了不少安全产品，包括以下4类：一是无针头的产品，如可收缩针头的静脉通路装置，减少了针头的使用频率；二是具有安全保护性装置的产品，如可收缩针头的注射器、针头可自动变钝的注射器、针头可自动锁住的套管针等，这类产品可使针头在使用时或使用后与使用者处于隔离状态；三是个人防护产品，如用于单手将针头套上针帽的装置等；四是锐器收集器，使用防刺破、防渗透的塑胶收集器可降低50%的针刺伤，是理想的减少针刺、锐器伤害的方法。因此，使用安全产品可在一定程度上减少职业暴露。

5.血液（体液）溅出的处理

（1）小面积的溅出

首先应戴上手套，用一次性手巾或其他吸水性能好的物品清除剩余的血液或体液，用肥皂水和清水清洗，然后用消毒剂（如漂白粉）消毒被污染的表面。

（2）大面积的溅出

应先用一次性手巾盖住，然后用1%的漂白粉浸泡10 min，再按上述步骤处理。

（3）血液溅到嘴内和身上

如有血液溅到嘴内，应用水反复冲洗口腔，用消毒溶液反复漱口；对溅到身上的血液，应先用吸水纸擦拭，再用去污剂洗涤，最后用消毒剂擦拭。

6.标本的存放

标本容器应用双层包装并标记明显的警告标志，放入坚固防漏的拉锁罐内密封以防漏出。外层要保持干净，如有污染应用消毒剂洗净。

7.废弃物及排泄物的处理

对患者用过的一次性医疗用品及其他固体废弃物，应放入双层防水污物袋内，密封并贴上特殊标记，送到指定地点，由专人负责焚烧。没有条件焚烧，应先经过消毒后再处理。排泄物、分泌物等污物倒入专用密闭容器，经过消毒后排入污水池或下水道。

8.抢救患者时的防护

在抢救患者的过程中，医务人员应避免皮肤和黏膜接触血液、涎液等体液。除了一般的防护措施，在急救过程中还应准备面罩、人工呼吸皮球或其他人工呼吸装置，避免做口对口人工呼吸。

（二）人类免疫缺陷病毒的消毒

1.人类免疫缺陷病毒的抵抗力

引起艾滋病的人类免疫缺陷病毒是在1981年发现的，为反转录病毒，属于慢性病毒。人类免疫缺陷病毒对外界的抵抗力较弱，远较乙型肝炎病毒的抵抗力弱。人类免疫缺陷病毒对热敏感，在56℃下加热30 min部分灭活，在60～122℃可被杀死，世界卫生组织推荐100℃20 min进行反转录病毒灭活。但在室温液体的环境下，病毒可存活15天以上。因此，医疗用品经过高温消毒、煮沸或蒸气消毒完全可以达到消毒目的。人类免疫缺陷病毒不耐酸，较耐碱，pH值降至6时病毒效价大幅度下降，pH值高达9时病毒效价仍较稳定。人类免疫缺陷病毒对消毒剂、去污剂也较敏感，75%的乙醇、10 g/L的漂白粉、1.1 g/L的甲醛溶液等均可灭活该病毒。人类免疫缺陷病毒对紫外线、γ射线、β射线的耐受力较强。

2.人类免疫缺陷病毒污染物品的消毒方法

患者与健康人的一般生活接触不会引起人类免疫缺陷病毒的传播，在公共场所没有血液、体液和分泌物时不必消毒，但在医院和患者家庭内应有针对性地对被人类免疫缺陷病毒污染的场所和物件进行消毒。如果环境中有血液或体液溅出，可参照本节中血液、体液溅出的处理方法。

（1）皮肤、黏膜和手的消毒

护理人员的手接触污染物的机会最多，暴露时间长，手被大量细菌污染，仅一般性的洗手不能消除手上的细菌。因此，必须在洗手后再进行手的消毒。手的消毒比洗手有更高、更严格的要求。①接触患者前后应用肥皂和流动水冲洗10 s以上。②若有污染或明显污染的可能，应先用消毒剂浸泡或擦拭，再用肥皂及流动水冲洗。一般日常接触轻度污染可用75%的乙醇浸泡2～5 min；血液、体液、分泌物可先用1 g/L的次氯酸钠或20 g/L的过氧乙酸清洗消毒，除去血迹并浸泡10 min；黏膜可用4.75～5.25 g/L的碘伏擦拭消毒。③戴手套接触患者或污染物品后，应先在5 g/L的次氯酸钠溶液中浸泡1～2 min，再脱去手套，然后用肥皂和流动水冲洗。

（2）物品和环境的消毒

被艾滋病患者的血液、体液、分泌物和排泄物污染的环境和设施，如地面、墙壁、桌椅、台面、床柜及车辆等，均应消毒。空气一般不做特殊处理。最有效而又适用的方法是使用含氯消毒剂，使用浓度按污染轻重和性质而定，可选用1～10 g/L的次氯酸钠溶液，也可用1 g/L的过氧乙酸溶液。次氯酸钠对金属有腐蚀性，怕腐蚀的设施可用2 g/L的戊二醛擦拭、浸泡。消毒的方法和时间可根据不同的化学物品而定。患者出院或死亡后对住室应进行一次终末消毒，可用上述消毒剂擦拭，也可用消毒剂熏蒸。熏蒸时可用甲醛235 mL/m³，作用12～24 h，也可用过氧乙酸1～3 g/m³，作用1～2 h。

（3）医疗器械的消毒

在各种污染物品中，污染的医疗器械是最危险的传播因素，特别是针具及剪刀等锐器。无论是一次性使用还是可反复使用的器械，用后必须先经消毒才可做进一步的处理。污染的医疗器械应按消毒—清洗—灭菌的程序处理。医疗器械的消毒以热力消毒为主，效果可靠，损坏性小。可先用80℃以上的热水清洗或先进行煮沸，然后进行彻底清洗，干燥包装，再进行热力灭菌。热力灭菌的要求是压力蒸气121℃作用15 min，126℃作用10 min，134℃作用3.5 min；干热121℃作用16 h，140℃作用3 h，160℃作用2 h，170℃作用1 h。不宜使用热力消毒的医疗器械可用适宜的化学消毒剂做浸泡处理。血液污染的器械可浸入0.5%的次氯酸钠溶液（含有效氯5 g/L）中10 min，污染轻微的器械可浸入30 g/L的过氧化氢溶液中60 min，怕腐蚀的器械可用2 g/L的戊二醛浸泡30～60 min。消毒注射器时，必须将注射器芯抽出，针头取下，全部浸泡于水中煮沸或浸泡于消毒液中。处理时要小心，不要让针头刺伤手指。橡胶手套和橡胶管等器材，可以煮沸30 min。血压计如果被污染，就用去污剂去污，再用1∶10的漂白粉溶液擦拭。温度计放入盛有75%乙醇的加盖容器内消毒。

（4）污染物及排泄物的处理

运输废弃物的人必须戴厚乳胶手套。处理液体废弃物必须戴护目镜。没有被血液或体液污染的废弃物，可按一般性废弃物处理。

污染的固体废弃物品：患者用过的一次性医疗用品及其他固体废弃物，应放入双层防水污物袋内，密封并贴上"危险""小心"等特殊标记，送到指定地点，由专人负责焚烧。没有条件焚烧的，应先经过消毒后再抛弃。消毒可用煮沸法，也可用次氯酸钠溶液或1 g/L的过氧乙酸溶液。

排泄物、分泌物等液体废物：这些污物倒入专用密闭容器，然后用等量的含氯消毒剂混合搅拌均匀，作用60 min以上，排入污水池，或用5～10 g/L的过氧乙酸溶液作用30 min。

痰盂、便器等用物：用5 g/L的有效氯溶液浸泡或刷洗。

衣物消毒：艾滋病患者用过的衣服、卧具要先消毒后清洗。把污染衣物装入防水污物袋内，做标记实施消毒处理。一般无明显污染痕迹的衣物，放入1 g/L的次氯酸钠溶液（含有效氯1 g/L）中浸泡60 min；对耐热、耐湿衣物用高压蒸气灭菌法，温度在121℃，作用时间为20～30 min，或在0.5%肥皂液中煮沸30 min；易褪色、怕热衣物可用2 g/L的戊二醛溶液浸泡30 min。消毒时一定要把衣物完全浸没。消毒后在80℃热水中加洗涤剂清洗。

餐具、茶具消毒：一般情况下，餐具、茶具无须做特殊处理。艾滋病患者应使用单独的餐具、茶具，在使用后最好煮沸消毒20 min或流通蒸气消毒20 min。对有严重污染的餐具、茶具应煮沸消毒30 min或在0.1%的次氯酸钠溶液（含有效氯1 g/L）中浸泡30 min。

（5）手术室内的消毒

为艾滋病患者施行外科手术是一项危险的操作，应采取严格措施进行消毒。

手术室的消毒：选择易于隔离的手术室，室内按常规方法进行消毒。

患者的术前准备：避免患者各种外部损伤，术前不要刹毛，必要时可用化学脱毛剂，做好患者的术前皮肤清洁。

手术人员的准备：参加手术者应按严格隔离要求，需穿防水隔离衣。减少使用锐器的机会，有条件时使用激光切开或止血。术中使用的锐器应放入专用容器内，其他器械用后放入专用防水包内，便于处理。

术后处理：原则上不允许将污染物暴露并带出手术室。患者衣物如有污染应及时更换。开放性伤口严密覆盖，需引流者采用闭式引流。隔离用品统一放入专用袋内并贴上标签。脱手套前先用0.1%的次氯酸钠溶液（含有效氯1 g/L）洗去手套上的血液，再脱下消毒。暴露部位按皮肤消毒要求消毒。手术室内要彻底消毒。

（6）病理检查物的消毒

病理检查的组织或器官要浸泡在盛有体积分数为10%甲醛液的容器中，再放入另一个不透水的容器内。

（7）交通工具的消毒

运送患者的交通工具先用质量浓度为2 g/L的漂白粉液或其他含氯消毒剂喷洒，待干燥后再擦干净。

第四章　手术室基本操作技术

第一节　手术人员着装规范

一、手术室着装方法

第一，工作人员由专用通道进入手术室，在指定区域内更换消毒的手术服装及拖鞋，帽子应当完全遮盖头发，口罩遮盖口、鼻、面部。特殊手术，如关节置换等手术建议使用全围手术帽。

第二，刷手服清洁干燥，一旦污染及时更换。

第三，刷手服上衣应系入裤子内。

第四，内穿衣物不能外露于刷手服或参观衣外，如衣领、衣袖、裤腿等位置。

第五，不应佩戴不能被刷手服遮盖的首饰（戒指、手表、手镯、耳环、珠状项链），不应化妆、美甲。

第六，进入手术室洁净区的非手术人员（检查人员、家属、医学工程师）可穿着隔离衣，完全遮盖个人着装，更换手术室拖鞋并规范佩戴口罩、帽子。

第七，手术室内应穿防护拖鞋，防止足部被患者体液、血液污染，或被锐器损伤。拖鞋应具备低跟、防滑、易清洗、易消毒等特点。

第八，穿戴口罩前、取下口罩后务必洗手，不要接触口罩内部，深颜色的一面向外。找出口罩上金属条部分，有金属条的一方向上将口罩放在鼻子上，将金属条捏成鼻形弧度。双手将口罩上端的系带系在头后或耳后，将口罩往下拉开，遮住口和下颌，将下端系带系于颈后。双手调节金属条，让其紧贴鼻梁及脸部，口罩的边缘与面部紧贴密封，然后调整到舒适的位置，可以防止空气进入，也可以防止眼镜起雾。

第九，口罩如果有破损、弄湿、疑似污染，需立即更换。摘下口罩时，避免接触口罩朝外部分，取下的口罩应向外对折，即口罩朝外部分折在里面，然后丢入感染性垃圾桶。

第十，无菌手术衣应完好无破损且系带完整，术中穿着应将后背完全遮盖并系好系带。

第十一，手术过程如果可能产生血液、体液或其他感染物飞溅、雾化、喷出等情况，就应正确佩戴防护用品，如防护眼镜、防护面罩等。

第十二，工作人员出手术室时（送患者回病房等），应穿外出衣和外出鞋。

第十三，刷手服在每天使用后或被污染时，应统一回收并送医院认证的洗涤机构进行洗涤。

第十四，洗涤后的刷手服应使用定期清洁、消毒的密闭车或容器进行存放、转运。

二、注意事项

第一，刷手服及外科口罩一旦被污染物污染或疑似污染时，需立即更换。

第二，外科口罩摘下后应及时丢弃，摘除口罩后应洗手。如需再次使用，应将口罩内面对折后放在相对清洁的刷手服口袋内。

第三，工作人员穿着保暖夹克为患者进行手术时，应避免保暖夹克污染手术部位。

第四，如工作人员身体被血液、体液大范围污染时，应在淋浴或洗澡后更换、清洁刷手服。

第五，使用后的刷手服及保暖夹克应每天更换并统一回收进行清洗、消毒，不应存放在个人物品柜中继续使用。

第六，手术帽应每天更换，污染时应立即更换。

第七，防护拖鞋应遵循"一人一用一消毒"原则。

第八，外出衣应保持清洁，定期更换、清洗、消毒。

第二节　手卫生及外科手消毒

一、概念

（一）手卫生

手卫生为医务人员在从事职业活动过程中的洗手、卫生手消毒和外科手消毒的总称。

（二）洗手

医务人员用洗手液（肥皂）和流动水洗手，去除手部皮肤污垢、碎屑和部分微生物的过程。

（三）卫生手消毒

医务人员用手消毒剂揉搓双手，以减少手部暂居菌的过程。

（四）外科手消毒

外科手术前医务人员用洗手液和流动水揉搓冲洗双手，再用手消毒剂清除或者杀灭手部、前臂至上臂下1/3暂居菌和减少常居菌的过程。

二、手卫生设施

（一）洗手与卫生手消毒设施

洗手与卫生手消毒设施应配备非手触式水龙头、洗手液（肥皂）；干手物品或者设施，应避免二次污染；配备合格的手消毒剂，设置应方便医务人员使用。手消毒剂应符合国家有关规定，宜使用一次性包装，医务人员对所选用的手消毒剂应有良好的接受性，手消毒剂无异味、无刺激性等。

（二）外科手消毒设施

第一，设置流动水洗手设施，配置专用洗手池。洗手池应设在手术室附近，每2～4个手术室宜配置1个洗手池。水龙头数量应不少于手术室的数量，水龙头开关应为非手触式。

第二，洗手用水质量应符合《生活饮用水卫生标准》（GB 5749—2006），水温控制在32～38℃，不宜使用储箱水。

第三，外科洗手可用洗手液作为清洁剂。盛装洗手液的容器为一次性，重复使用的容器应每周清洁消毒，洗手液有浑浊或变色时应及时更换并清洁、消毒容器。

第四，应配备清洁指甲用品，可配备手卫生的揉搓用品。

第五，手消毒剂应取得卫生许可批件，在有效期内使用。

第六，手消毒剂的出液器应采用非手触式，手消毒剂宜采用一次性包装，重复使用的消毒剂容器应每周清洁、消毒。

第七，应配备干手物品。干手巾应每人一用，用后及时清洁、灭菌；盛装干手巾的容器应每次清洗、灭菌。

第八，应配备计时装置、外科手卫生流程图。

三、洗手与卫生手消毒方法

（一）洗手与卫生手消毒原则

第一，当手部有血液或其他体液等肉眼可见的污染时，应用洗手液（皂液）和流动水洗手。

第二，手部没有肉眼可见的污染时，宜使用手消毒剂进行卫生手消毒。

（二）洗手与卫生手消毒适用情况

1.洗手或进行卫生手消毒。

第一，直接接触每个患者前后，从同一患者身体的污染部位移动到清洁部位时。

第二，接触患者黏膜、破损皮肤或伤口前后，接触患者的血液、体液、分泌物、排泄物、伤口敷料等之后。

第三，穿、脱隔离衣前后，摘手套后。

第四，进行无菌操作，接触清洁无菌物品之前。

第五，接触患者周围环境及物品后。

第六，处理药物或配餐前。

2.先洗手，然后进行卫生手消毒

第一，接触传染病患者血液、体液、分泌物及被传染性病原微生物污染的物品后。

第二，直接为传染病患者进行检查、治疗、护理或处理传染病患者污染物之后。

（三）医务人员洗手方法

第一，在流动水下，使双手充分淋湿。

第二，取适量洗手液（肥皂），均匀涂抹至整个手掌、手背、手指和指缝。

第三，认真揉搓双手至少15 s，应注意清洗双手所有皮肤，包括指背、指尖和指缝。具体揉搓步骤如下：①掌心相对，手指并拢相互揉搓。②手心对手背沿指缝相互揉搓，交换进行。③掌心相对，双手交叉指缝相互揉搓。④弯曲手指使关节在另一手掌心旋转揉搓，交换进行。⑤右手握住左手大拇指旋转揉搓，交换进行。⑥将5个手指尖并拢放在另一手掌心旋转揉搓，交换进行。

第四，在流动水下彻底冲净双手，擦干，取适量护手液护肤。

第五，擦干宜使用纸巾。

（四）医务人员卫生手消毒方法

第一，取适量的手消毒剂于掌心，均匀涂抹双手。

第二，严格按照医务人员洗手方法揉搓步骤进行揉搓。

第三，揉搓时保证手消毒剂完全覆盖手部皮肤，直至手部干燥。

第四，手消毒剂的取液量、揉搓时间及使用方法应遵循产品的使用说明。

四、外科手消毒

（一）外科手消毒的原则

第一，先洗手，后消毒。

第二，不同患者手术之间、手套破损或手被污染时，应重新进行外科手消毒。

（二）洗手方法与要求

第一，洗手之前应先摘除手部饰物并修剪指甲，指甲长度应不超过指尖。

第二，取适量的洗手液（肥皂）清洗双手、前臂和上臂下1/3并认真揉搓。清洁双手时，应注意清洁指甲下的污垢和手部皮肤的皱褶处。

第三，流动水冲洗双手、前臂和上臂下1/3。

第四，使用干手巾擦干双手、前臂和上臂下1/3。

（三）外科手消毒方法

1.冲洗手消毒方法

取适量的手消毒剂涂抹至双手的所有皮肤、前臂和上臂下1/3并认真揉搓3～5 min，用流动水冲净双手、前臂和上臂下1/3，用无菌巾彻底擦干。冲洗水应达到《生活饮用水卫生标准》（GB 5749—2006）的规定。特殊情况水质达不到要求时，手术医师在戴手套前，应用速手消毒剂消毒双手后再戴手套。手消毒剂的取液量、揉搓时间及使用方法遵循产品的使用说明。

2.免冲洗手消毒方法

取适量的免冲洗手消毒剂涂抹至双手的所有皮肤、前臂和上臂下1/3处并认真揉搓，直至消毒剂干燥。免冲洗手消毒剂的取液量、揉搓时间及使用方法遵循产品的使用说明。

（四）注意事项

第一，不应戴假指甲，保持指甲和指甲周围组织的清洁，手部皮肤应无破损。

第二，在整个手消毒过程中应保持双手位于胸前并高于肘部，使水由手部流向肘部。

第三，洗手与消毒可使用海绵、其他揉搓用品或双手相互揉搓。

第四，用干手巾擦干手及臂时，应沿手指向肘部的方向擦干，不可逆擦。擦干手及臂时，两只手臂各使用干手巾的一面或两只手及臂各使用1条干手巾，依次拭干手及臂。

第五，戴无菌手套前，应避免污染双手；术后摘除外科手套后，应用洗手液清洁双手。

第六，用完后的揉搓用品、清洁指甲用品，如海绵、手刷等，应放到指定的容器中。揉搓用品应在每人使用完后消毒或者一次性使用，清洁指甲用品应每日清洁与消毒。

第七，外科手消毒剂开启后标明日期、时间，易挥发的醇类产品开瓶后的使用期不得超过30天，不易挥发的产品开瓶后使用期不得超过60天。

五、连台手术洗手法

第一，洗去手套上的血迹。

第二，由他人解开衣带，将手术衣向前翻转脱下，脱衣袖时，将手套上部翻转于手上。

第三，右手伸入左手手套反折部，脱下该手套，左手拿住右手套内面脱去该手套（先脱右手套也可）。

第四，若手未沾染血迹，取消毒液用六步洗手法充分揉搓，直至干燥后再穿手术衣，戴手套。如果手已沾染血迹，那么应重新进行外科手消毒。注意在施行污染手术后，接连下一台手术时，需重新进行外科手消毒。

六、手卫生监测

第一，每季度对手术室、产房等重点部门进行手卫生消毒效果的监测，当怀疑医院感染暴发与医务人员手有关时，及时进行监测，监测方法参照《医务人员手卫生规范》（WS/T 313—2019）。

第二，每月进行手卫生产品使用情况监测。

第三，每月进行一次手卫生依从率、正确率调查。

第三节　穿、脱无菌手术衣

一、操作流程及要求

（一）穿无菌手术衣

第一，检查包名，无菌包包布是否破损、潮湿、松开，灭菌日期和有效期是否合格，检查灭菌指示条是否变色合格。

第二，拿取无菌手术衣，选择较宽敞处站立，面向无菌台，手提衣领，抖开，使无菌手术衣的另一端下垂。

第三，两手提住衣领两角，衣袖向前将手术衣展开，举至与肩同齐水平，使手术衣的内侧面面对自己，并且顺势将双手和前臂伸入衣袖内，向前平行伸展。

第四，巡回护士在穿衣者背后抓住衣领内面，协助穿衣者将袖口后拉，并且系好领口的一对系带及左叶背部与右侧腋下的一对系带。

第五，无接触式戴无菌手套。

第六，穿衣者解开腰间活结，将手术衣右叶腰带交给已穿戴好无菌手术衣及戴好手套的手术人员，或交由巡回护士用无菌持物钳夹持腰带尾端，旋转后与左手腰带系于胸前，使手术衣右叶遮盖左叶。

（二）协助穿无菌手术衣

第一，洗手护士持无菌手术衣，选择无菌区域较宽敞的地方协助医师穿衣。

第二，洗手护士双手持号码适中的手术衣衣领，内面朝向医师打开，护士的双手套入手术衣肩部的外面并举至与肩同齐水平。

第三，医师面对护士跨前一步，将双手同时伸入袖管至上臂中部，巡回护士协助其系衣领及腰带。

第四，洗手护士协助医师戴手套并协助将腰带打开拽住，医师自转后自行系带。

（三）脱无菌手术衣

脱无菌手术衣的原则是由巡回护士协助解开衣领系带，先脱手术衣，再脱手套，确保不污染刷手衣裤。

第一，脱衣者左手抓住右肩手术衣外面，由上向下拉，使衣袖外翻。同法拉下对侧后脱下手术衣并使衣里外翻，保护手臂及刷手衣裤不被手术衣外面所污染，将手术衣扔于污衣袋内。

第二，他人协助时，自己双手向前微屈肘，巡回护士面对脱衣者，握住衣领将手术衣向肘部、手的方向顺势翻转、扯脱。此时手套的腕部正好翻于手上。

二、注意事项

第一，穿无菌手术衣必须在相应手术室进行。

第二，无菌手术衣不可触及非无菌区域，如疑似污染立即更换。

第三，无菌手术衣潮湿或污染、破损、可疑污染时立即更换。

第四，巡回护士向后拉衣领时，不可触及手术衣外面。

第五，穿无菌手术衣人员必须戴好手套，方可解开腰间活结或解取腰带，未戴手套的手不可拉衣袖或触及其他部位。

第六，无菌手术衣的无菌区范围为肩以下、腰以上及两侧腋前线之间。

第七，无菌衣的长短合适，必须全部遮盖工作服。脱下后清洁面向外，投入污衣袋中送洗。

第四节　无接触式戴无菌手套

一、操作方法

（一）无接触式戴无菌手套

第一，穿无菌手术衣时，双手不露出袖口。

第二，打开手套包装，将手套倒置摆放，指端朝向自己。

第三，隔衣袖取手套，使手套指端朝向前臂，与拇指相对，反折边与袖口平齐。

第四，隔衣袖抓住手套边缘并将之翻转包裹手及袖口，向上轻拉衣袖，使手套贴合归位。

第五，同法戴另一只手套，双手相互调整手套手指。

（二）协助戴无菌手套

洗手护士双手手指（拇指除外）插入手套反折口内，四指用力稍向外拉开，手套拇指朝向术者，其余四指朝下呈"八"字形。被戴者对应手的五指向下，拇指朝向自己，插入手套，护士顺势向上提手套，同法戴另一只手套，双手相互调整手套手指。

（三）脱手套

第一，用戴手套的手抓取另一手套外面翻转摘除。

第二，用已摘除手套的手伸入另一手套内侧面翻转摘除，注意清洁手不要被手套外侧面所污染。

第三，连台手术脱手套法。在他人协助下脱去手术衣，此时手套的腕部正好翻于手上，将一手四指插入另一手套的反折口内（实际为手套的外面），脱去手套，注意手套外面不可触及手部皮肤，然后脱去手套手的拇指伸入另一手鱼际肌之间，向下脱去手套。此时注意手不可触及手套外侧面，以确保手不被手套外侧面污染。脱去手套后，双手需重新消毒或洗手消毒后方可参加下一台手术。

二、注意事项

第一，向近心端拉衣袖时用力不可过猛，袖口拉到拇指关节处即可。

第二，双手始终不能露出衣袖外，所有操作双手均在衣袖内，不可裸露腕部。

第三，戴手套时，将反折边的手套口翻转过来包裹住袖口，不可将腕部裸露。

第四，进行感染、骨科等手术时手术人员应戴双层手套（穿孔指示系统），条件允许的情况下内层宜采用彩色手套。

第五节　手术区皮肤消毒

一、术野皮肤消毒方法及流程

（一）消毒原则

1.消毒范围

由清洁区向相对不清洁区稍用力消毒。例如清洁手术，一般以拟定的切口区为中心向周围涂擦。消毒范围应超过手术切口周围15 cm的区域。关节手术消毒范围应超过上或下一个关节。如果为污染手术或肛门、会阴处手术，那么涂擦顺序相反，由手术区周围向切口中心涂擦，接触过外周的纱布不可再回到中心或起点。

2.消毒顺序

消毒顺序为由中心向四周或由四周向中心，已接触污染部位的消毒纱球，不得再返擦清洁处。如果切口有延长的可能，那么应事先相应扩大皮肤消毒范围。

每一次的消毒均不超过前一遍的范围，至少使用两把消毒钳。

（二）常见皮肤、黏膜消毒剂

1.碘类消毒剂

0.5%~1.0%碘伏，2%~3%碘酊。

2.醇类消毒剂

75%医用酒精。

3.胍类消毒剂

0.1%~0.5%氯已定。

4.过氧化氢类消毒剂

3%过氧化氢溶液。

（三）术野皮肤消毒方法

1.环形或螺旋形消毒

该方法用于小手术野的消毒。

2.平行形或叠瓦形消毒

该方法用于大手术野的消毒。

3.离心形消毒

该方法用于清洁切口皮肤消毒，从手术野中心部开始向周围涂擦。

4.向心形消毒

该方法用于污染手术、感染伤口或肛门、会阴部消毒，从手术区外周清洁部向感染伤口或肛门、会阴部涂擦。以原切口为中心，自上而下、自外而内进行消毒。

（四）常见手术野皮肤消毒范围

1.头部手术

头部及前额。

2.颈部手术

（1）颈前部手术

上至下唇，下至乳头，两侧至斜方肌前缘。

（2）颈椎手术

上至颅顶，下至两腋窝连线。

（3）锁骨手术

上至颈部上缘，下至上臂1/3处和乳头上缘，两侧过腋中线。

3.胸部手术

（1）食管、肺手术

取侧卧位，前后过正中线，上至肩及上臂上1/3，下过肋缘，包括同侧腋窝。

（2）心脏手术

取仰卧位，前后过腋中线，上至锁骨及上臂，下过脐平行线。

（3）乳腺手术

前至对侧锁骨中线，后至腋后线，上过锁骨及上臂，下过脐平行线。

4.腹部手术

（1）胃肠手术

自乳头至耻骨联合平面，两侧到腋后线。

（2）腹股沟和阴囊手术

上至脐平行线，下至大腿上1/3，两侧至腋中线。

（3）肾部手术

前后过正中线，上至腋窝，下至腹股沟。

5.背部手术

（1）胸椎手术

上至肩，下至髂嵴连线，两侧至腋中线。

（2）腰椎手术

上至两腋窝连线，下过臀部，两侧至腋中线。

6.四肢手术

手术区周围消毒，上下各超过1个关节。

（1）肘关节手术

上至肩关节上到锁骨中点处，下至手指末端。

（2）前臂手术

上至肘关节上1/3处，下至手指末端。

（3）手部手术

上至肘关节，下至手指末端。

（4）大腿部和髋部手术

上至肋缘水平与腹部正中线水平的范围内，下至脚踝。

（5）膝关节手术

上至髋关节，下过踝关节。

（6）小腿手术

超过膝关节上大腿1/3处，下至脚趾末端。

（7）足部手术

过膝关节上1/3处。

7.会阴手术

子宫、肛肠、耻骨联合、肛门周围及臀部，大腿上1/3内侧。

二、注意事项

第一，消毒剂的选择，需根据手术部位、患者年龄、医师需求，参照使用说明书选择、使用。专人负责，定基数，专柜存放（手术量大的单位可采用专用库房存放）。

第二，易燃消毒剂属于危化品类，需按照《危险化学品安全管理条例》使用。

第三，检查消毒剂的名称、有效期、浓度、质量、开启时间。

第四，消毒前充分暴露消毒区域，必要时脱去衣物，检查患者皮肤的完好情况及清洁情况，调高室温，做好患者保暖措施。

第五，消毒前检查消毒区皮肤是否清洁，有破口或疖肿者应立即告知手术医师。

第六，洗手护士主动将蘸有消毒剂的纱布和消毒钳递给消毒者，避免消毒者到无菌台上自行拿取而污染无菌台面。

第七，防止损伤皮肤。消毒剂使用量适度，不滴为宜，避免蘸碘酊过多流散他处，造成皮肤烧伤，应注意相关部位用垫巾保护。

第八，消毒应在麻醉完成（除局部麻醉）、体位安置妥当后进行。

第九，消毒者双手不能触碰其他物品，消毒钳用后不可放回器械桌，以免污染其他器械。

第十，确认消毒质量。消毒范围符合手术部位要求，涂擦均匀无遗漏，皮肤皱褶、脐、腋下处的消毒规范，消毒液未渗漏床面。

第十一，实施头面部、颈后入路、腰椎后路手术时，应在皮肤消毒前用防水眼贴保护双眼，用棉球塞住双耳，会阴部贴防水保护膜，防止消毒液流入眼内、内耳及会阴部，从而损伤患者身体。

第十二，结肠造瘘口患者皮肤消毒前应先将造瘘部位用无菌纱布覆盖，使之与手术切口及周围区域隔离，再进行常规皮肤消毒，最后消毒造口处。

第十三，烧伤、腐蚀或皮肤受创伤患者应先用生理盐水进行皮肤冲洗准备。

第十四，注意观察消毒后患者的皮肤有无不良反应。

第六节 铺置无菌手术单

一、操作方法（以腹部开腹手术为例）

第一，打开无菌铺单包前检查包装是否有松散、潮湿、破损情况，检查灭菌标识、灭菌日期和失效日期。

第二，洗手护士穿无菌手术衣、戴无菌手套后按铺单顺序递无菌巾，前3块无菌巾反折边朝外朝向铺巾者，第4块无菌巾反折边朝内朝向自己，传递无菌巾时，手不可触及手术医师未戴无菌手套的手。

第三，手术医师外科洗手，给患者手术区域消毒后未穿手术衣，未戴手套，直接铺第一层无菌巾后，双手臂重新消毒，穿戴好手术衣及手套后方可铺其他层无菌巾。

第四，铺中单3块，应分别于切口上铺1块中单覆盖上身及头架，切口下铺2块中单覆盖脚端及器械托盘。

第五，铺大孔被覆盖全身、头架及器械台。

第六，肝、胆、胰、脾手术根据情况在术侧身体下垫1块对折中单。

二、注意事项

第一，铺单需遵循无菌原则。

第二，铺无菌巾时，手术切口周围及器械托盘至少覆盖4层无菌手术单，其他部位2层以上。洗手护士传递无菌巾或中单时，手持两端，避免医师接巾单时污染护士的手套，如无菌巾或手套受到污染应弃去，另换。

第三，铺手术巾遵循先污后洁原则。先铺相对不洁区（如下腹部、会阴部），最后铺靠近操作者一侧。铺手术单遵循先头侧后足侧原则，覆盖麻醉头架及足侧，悬垂至手术床左右床缘30 cm以上。

第四，铺单时，双手只能接触无菌单的边角部，避免接触手术切口周围部分，铺置中、大无菌巾单时，应手持单角向内翻转遮住手背，以免双手被污染。

第五，铺巾前，应确定手术切口的部位，在距离切口2～3 cm处落下；正确铺单，已铺置的无菌巾不可随意移动。必须移动时，只能由切口内向外移，不得由外向内，否则需更换无菌巾，重新铺巾。

第六，铺好单后尽量用切口膜固定、保护。

第七，在无菌区域中使用到的仪器设备，如C形臂，需加铺无菌手术单或保护套，使用后撤除。

第八，洗手护士应保持手术区内无菌巾单干燥。无菌手术单疑似污染或被液体浸湿时，应及时加盖或更换，如用不透潮的可重复使用的材料，可创造一个更有效的阻菌屏障。

第七节　铺置无菌器械台

一、铺置无菌器械台方法

第一，规范更衣，戴帽子、口罩。

第二，根据手术的性质及范围，选择适宜的器械车，备齐所需无菌物品。

第三，选择近手术区较宽敞区域铺置无菌器械台。

第四，将无菌包放置于器械车中央，检查无菌包名称、灭菌日期和包内灭菌化学指示物，包装是否完整、干燥，有无破损。

第五，打开无菌包及无菌物品。方法一，打开无菌包外层包布后，洗手护士进行外科手消毒，由巡回护士用无菌持物钳打开内层无菌单，顺序为先打开近侧，检查包内灭菌化学指示物是否合格，合格后再走到对侧打开对侧，无菌器械台的铺巾保证有4～6层，四周无菌单垂于车缘下30 cm以上，并保证无菌单下缘在回风口以上。协助洗手护士穿无菌手术衣、戴无菌手套。再由巡回护士与洗手护士一对一打开无菌敷料、无菌物品。方法二，打开无菌包外层包布后，洗手护士用无菌持物钳打开内层无菌单（顺序同方法一巡回护士打开方法），并自行使用无菌持物钳将无菌物品打开并放至无菌器械台内，再将无菌器械台置于无人走动的位置后进行外科手消毒，巡回护士协助洗手护士穿无菌手术衣、无接触式戴无菌手套。将无菌器械台面按器械物品使用顺序、频率、分类进行摆放，方便拿取物品。

二、注意事项

第一，洗手护士穿无菌手术衣、戴无菌手套后方可进行器械台整理。未穿无菌手术衣及未戴无菌手套者，手不得跨越无菌区及接触无菌台内的一切物品。

第二，铺置好的无菌器械台原则上不应进行覆盖。

第三，无菌器械台的台面为无菌区，无菌器械台的铺巾保证有4～6层，无菌单下垂台缘下30 cm以上，手术器械、物品不可超出台缘。

第四，保持无菌器械台及手术区整洁、干燥。无菌单如果浸湿，应及时更换或重新加盖无菌单。

第五，移动无菌器械台时，洗手护士不能接触台缘平面以下的区域。巡回护士不可触及下垂的手术单。

第六，洁净手术室建议使用一次性无菌敷料，防止污染洁净系统。

第七，手术包的规格、尺寸应遵循《医疗机构消毒技术规范》（WS/T 367—2012）的规定。

第八节　手术器械传递

一、各类器械的传递方法

（一）锐利器械传递方法

1.手术刀安装、拆卸方法

安装刀片时，用持针器夹住刀片的前端背侧，轻轻用力将刀片与刀柄槽相对合；拆卸刀片时，用持针器夹住刀片的尾端背侧，向上轻抬，推出刀柄槽。

2.手术刀、注射器针头的传递方法

采用弯盘进行无接触式传递方法，水平传递给术者，防止职业暴露。

3.剪刀传递方法

洗手护士右手握住剪刀的中部，利用手腕部适当力度将柄环部拍打在术者掌心上。

4.持针器夹针及传递方法

洗手护士右手拿持针器，用持针器开口处的前1/3夹住缝针的后1/3，缝线卡入持针器的前1/3。右手捏住持针器的中部，针尖端朝手心，针弧朝背，缝线搭在手背上或握在手心中，利用手腕部适当力度将柄环部拍打在术者掌心上。

（二）钝性器械传递方法

1.止血钳传递方法

单手传递法，洗手护士右手握住止血钳的前1/3处，弯侧朝掌心，利用手腕部适当力度将柄环部拍打在术者掌心上。

2.双手传递法

同时传递两把器械时，双手交叉同时传递止血钳，注意传递对侧器械的手在上，同侧手在下，不可从术者肩或背后传递，其余同单手传递法。

3.镊子传递方法

洗手护士右手握住镊子夹端，并闭合开口，水平式或直立式传递，让术者握住镊子中上部。

4.拉钩传递法

洗手护士右手握住拉钩前端，将柄端水平传递给术者，传递拉钩前应用生理盐水浸润。

5.骨刀（凿）、骨锤传递方法

洗手护士左手递骨刀（凿），右手递骨锤，左手捏刀（凿）端，右手握骨锤，水平递给术者。

6.缝线传递法

（1）徒手传递法

洗手护士左手拇指与示指捏住缝线的前1/3处并拉出缝线，右手持缝线的中后1/3处，水平传递给术者；术者的手在缝线的中后1/3交界处接线。当术者接线时，双手稍用力绷紧缝线，以增加术者的手感。

（2）血管钳带线传递法

洗手护士用血管钳纵向夹紧结扎线一端的2 mm处，传递时手持轴部，弯曲向上，用柄环部轻击术者手掌传递。

二、注意事项

第一，传递器械前、后应检查器械的完整性，防止缺失部分遗留在手术部位。

第二，传递器械应做到稳、准、轻、快，用力适度以达到提醒术者注意为限。

第三，传递器械的方式应准确，以术者接过后无需调整方向即可使用为宜。

第四，拉钩传递前应用盐水浸湿，把持器械时，有弧度的弯侧朝上，手柄朝向术者。

第五，安装、拆卸刀片时应注意避开人员，尖端朝下，对向无菌器械台面。

第六，传递锐利器械时，建议采用无接触式传递，预防职业暴露。

第七，向对侧或跨越式传递器械时，禁止从医师肩后或背后传递。

第九节　手术物品消毒及灭菌技术

一、医疗器械的分类

根据医疗器械污染后所致感染的危险性大小及在患者使用中的消毒或灭菌要求，将其分为3类，即高度危险物品、中度危险物品、低度危险物品。

（一）高度危险物品

高度危险物品是指进入人体无菌组织、器官、脉管系统，或有无菌液体从中流过的物品，接触破损皮肤、黏膜的物品，一旦被微生物污染，具有高度感染风险，如手术器械、穿刺针、腹腔镜、活检钳、心脏导管、植入物等。

（二）中度危险物品

中度危险物品是指与完整黏膜接触，而不进入人体无菌组织、器官、血流，也不接触破损皮肤与黏膜的物品，如胃肠道内镜、气管镜、喉镜、体温表、麻醉机管道、呼吸机管道、压舌板等。

（三）低度危险物品

低度危险物品是指与完整皮肤接触而不与黏膜接触的物品，如听诊器、血压计袖带、病床围栏、床面及床头柜、被褥、墙面、地面、便器等。

二、消毒的方法

消毒方法按理化因素可分为物理消毒方法和化学消毒方法两类。

（一）物理消毒方法

清洗、煮沸、紫外线照射等。

（二）化学消毒方法

化学消毒剂的浸泡和喷雾等。

三、化学消毒剂

化学消毒剂可分为高、中、低效三类。

（一）高效消毒剂

高效消毒剂是指可杀灭大多数细菌芽孢及其他各类微生物，包括分枝杆菌、病毒、真菌及细菌繁殖体等的消毒剂，如醛类、过氧乙酸、环氧乙烷、过氧化氢、二氧化氯等。

（二）中效消毒剂

中效消毒剂是指可杀灭除细菌芽孢外的其他微生物，包括分枝杆菌、病毒、真菌和细菌繁殖体等的消毒剂，如碘酊、乙醇、碘伏等。

（三）低效消毒剂

低效消毒剂是指可杀灭细菌繁殖体和亲脂病毒的消毒剂，如胍类消毒剂、季铵盐类消毒剂、酸性氧化电位水等。

（四）常用消毒剂分类及使用

常用消毒剂分类及使用如表4-1所示。

表4-1　常用消毒剂分类及使用

名称	分类	使用范围	消毒浓度
戊二醛	灭菌剂	高度危险性物品，用于医疗器械和耐湿忌热的精密仪器等的消毒与灭菌	灭菌浓度为2.0%～2.5%
过氧化物类消毒剂	灭菌剂	高度危险性物品，用于一般物体表面消毒，空气消毒，皮肤冲洗伤口消毒，医疗器械消毒，食品用工具、设备消毒	过氧乙酸浓度为16%～20%，过氧化氢浓度为3%～6%
"84"消毒液	高效消毒剂	中度危险性物品，用于浸泡一般细菌繁殖体污染物品，擦拭一般物品表面	①分枝杆菌和致病性芽孢杆菌污染的物品，用含有效氯2000～5000 mg/L的消毒液浸泡30 min以上 ②一般物品表面，用含有效氯500～1000 mg/L的消毒液均匀喷洒 ③芽孢杆菌和结核分枝杆菌污染的物品表面，用含有效氯200 mg/L的消毒液均匀喷洒，作用60 min以上
络合碘（碘伏）	中效消毒剂	中度危险性物品，用于皮肤黏膜的消毒，外科手消毒，注射和穿刺部位皮肤、手术切口部位皮肤、新生儿脐带消毒，黏膜冲洗消毒	5000～5500 mg/L，浓度为0.50%～0.55%
乙醇	中效消毒剂	低度危险性物品，用于手消毒、皮肤消毒、物体表面消毒、体温表消毒	浓度为75%
氯己定	低效消毒剂	手消毒，用于注射部位的手消毒，阴道、膀胱、伤口黏膜创面的消毒	浓度为0.02%～0.10%或0.01%～0.10%

四、消毒注意事项

第一，使用"84"消毒液或其他含氯消毒剂时应注意，"84"消毒液不稳定，易挥发，应于阴凉、干燥处密封保存。配制使用时应测定其有效含氯量，并现用现配，在有效期内使用。浸泡消毒物品时应浸没于消毒液内，该消毒液浓度高对皮肤、黏膜有刺激性，医务人员需戴口罩、手套。

第二，过氧化物类消毒剂易挥发（原液开瓶后，每放置保存1个月，浓度减少3%），注意应在阴凉处保存，它对眼、黏膜或皮肤有刺激性，有灼伤危险，医务人员需佩戴个人防护用具谨防溅入眼内或皮肤黏膜上，若不慎接触，应用大量水冲洗并及时就医。过氧化物类消毒剂易燃易爆，遇明火、高热会引起燃烧爆炸。过氧化物类消毒剂与还原剂接触、遇金属粉末有燃烧爆炸危险。

第三，络合碘（碘伏）为中效消毒剂，应避光、防潮、密封保存，放置于阴凉、通风处，若受热高于40℃时，将分解碘蒸汽而使之失效。络合碘（碘伏）对二价金属制品有腐蚀性，不应用于相应金属制品的消毒，碘过敏者慎用。

第四，使用乙醇时应注意远离火源，避光、密封保存，放置于阴凉、干燥、通风处，应在有效期内使用，不宜用于空气消毒、医疗器械浸泡消毒及脂溶性物体表面的消毒，对乙醇过敏者慎用。

第五，注意消毒剂的使用有效期。

第六，消毒剂对人体有一定毒性和刺激性，对物品有损伤作用，大量频繁使用可污染环境，应严格按照说明书规定的剂量使用。

第七，正确掌握消毒剂使用浓度及计算方法，提高配制的准确性。

第八，消毒剂应置于阴凉避光处保存，不能存放于冰箱内。

第九，配制和使用消毒剂时应注意个人防护，必要时应戴防护眼镜、口罩和手套。

第十，消毒剂仅用于物体及外环境的消毒处理，切忌内服，不能与口服药品混放。消毒剂与药品应分开存放。

四、灭菌的要求

第一，重复使用的医疗器械、器具和物品，使用后应先清洁，再进行灭菌。

第二，耐热、耐湿的手术器械应首选压力蒸汽灭菌。

第三，对高度危险物品，如手术器械、穿刺针、注射器、输液器、各种穿刺包、植入物、内镜及附件（腹腔镜、胸腔镜、关节镜、胆道镜、膀胱镜、前列腺电切镜、皮肾镜、鼻窦镜等）、各类活检钳、血管（介）导管、透析器、口腔科（牙科）接触患者伤口的器械和用品、手术敷料等物品应进行灭菌。

第四，带管腔和（或）带阀门的器材应采用经灭菌过程验证装置确认的灭菌程序或外来器械供应商提供的灭菌方法灭菌。

第五，玻璃器材、油剂类和干粉类物品等应采用干热灭菌。

第六，不耐热、不耐湿的物品，宜采用国家卫生行政部门批准的低温灭菌方法，如环氧乙烷灭菌、过氧化氢低温等离子体灭菌或低温蒸汽甲醛灭菌等。

五、灭菌的分类

（一）压力蒸汽灭菌

压力蒸汽灭菌适用于耐高温、耐高湿的医疗器械和物品的灭菌，不能用于凡士林等油类和粉剂的灭菌。

（二）干热灭菌

干热灭菌适用于高温下不损坏、不变质、不蒸发物品的灭菌，用于不耐湿热的器械和蒸汽或气体不能穿透的物体（如玻璃、油脂、粉剂和金属等制品）的灭菌。

（三）过氧化氢低温等离子体灭菌

灭菌器利用电磁波将双氧水分子切割分离产生带电粒子，与细菌的酶、核酸、蛋白质结合，破坏其新陈代谢，从而达到灭菌的效果。该方法适用于不耐高温、湿热的物品，如电子仪器、光学仪器、硬式内镜器械、部分软式内镜等。

（四）环氧乙烷灭菌

环氧乙烷低温下为无色液体，在常温下为无色带有醚刺激性气味的气体，气体的穿透力很强，杀菌力强，杀菌谱广，可杀灭各种微生物，其中也包括细菌芽孢。该方法适用于不耐高温、湿热的物品，如电子仪器、光学仪器、医疗器械、书籍、文件、皮毛、棉、塑料制品、木制品、陶瓷及金属制品、内镜、透析器等，是目前主要的低温灭菌方法之一。环氧乙烷灭菌器灭菌参数符合《医疗机构消毒技术规范》（WS/T 367—2012）的规定。

（五）低温蒸汽甲醛灭菌

甲醛是一种灭菌剂，对所有微生物都有杀灭作用，包括细菌繁殖体、芽孢、真菌和病毒。甲醛气体灭菌效果可靠，使用方便，对灭菌物品无损害。使用时将甲醛与高锰酸钾放于熏箱，甲醛气体即可释放，穿透物体杀菌。该方法可用于对湿、热敏感，易腐蚀的医疗用品的灭菌。

六、各类灭菌方法注意事项

第一，快速压力蒸汽灭菌方法可不包括干燥程序，运输时避免污染，及时使用，不能储存。

第二，金属和玻璃材质的器械，灭菌后可立即使用。残留的环氧乙烷排放应遵循生产厂家的使用说明或指导手册，设置专用的排气系统，并且保证有足够的时间进行灭菌后的通风换气，环氧乙烷灭菌器及气瓶或气罐应远离火源和静电。

第三，过氧化氢低温等离子体灭菌前物品应充分干燥，灭菌物品应使用专用包装材料和容器，灭菌物品及包装材料不应含植物性纤维材质，如纸、海绵、棉布、木质类、油类剂等。

第四，低温蒸汽甲醛灭菌不应采用自然挥发的灭菌方法。甲醛残留气体排放应遵循生产厂家的使用说明或指导手册，设置专用的排气系统。

第五，高度危险性物品首选压力蒸汽灭菌法，不能使用压力蒸汽灭菌时可以选择环氧乙烷或过氧化氢低温等离子体灭菌法，化学消毒剂或灭菌剂消毒灭菌是最后的选择。

第十节　隔离技术

一、手术隔离技术操作方法

（一）操作原则

1.明确无菌概念，建立无菌区域

分清无菌区、相对无菌区、相对污染区的概念。无菌区内无菌物品必须都是灭菌合格的，无菌操作台边缘以上属无菌区，无菌操作台边缘以下的桌单不可触及，也不可再上提使用。任何无菌操作台或容器的边缘及手术台上穿着无菌手术衣者的背部、腰部以下和肩部均视为相对无菌区，取用无菌物品时不可触及以上部位。当无菌包破损、潮湿、可疑污染时均视为污染。

2.保持无菌物品的无菌状态

手术中若手套破损或接触到污染物品，应立即更换无菌手套。无菌区的铺单若被浸湿，应加盖无菌巾或更换无菌单，严禁跨越无菌区，若有或疑似被污染应按污染处理。

3.保护皮肤，保护切口

皮肤消毒后贴皮肤保护膜，保护切口不被污染。切开皮肤和皮下脂肪层后，边缘应以盐水纱布垫遮盖并固定，或条件允许者建议使用切口保护套，显露手术切口。凡与皮肤接触的刀片和器械不应再用，延长切口或缝合前再次消毒皮肤。手术中途因故暂停时，切口应使用无菌巾覆盖。

4.减少空气污染，保持洁净效果

手术室门随时保持关闭状态，控制人员数量，减少人员流动，保持手术室安静，手术床应在净化手术室的手术区域内，回风口无遮挡。

（二）操作要点

1.建立隔离区域

明确有瘤、污染、感染、种植概念，在无菌区域建立明确隔离区域，隔离器械、敷料放置在隔离区域分清使用，不得混淆。

2.隔离前操作

切口至器械台加铺无菌巾，以便保护切口周围及器械台面，隔离结束后撤除。

3.隔离操作

明确进行肿瘤组织切开时，胃肠道、呼吸道、宫腔、阴道、食管、肝胆胰、泌尿道等手术穿透空腔脏器时，以及组织修复、器官移植手术开始时即为隔离开始。

第一，被污染的器械、敷料应放在隔离区域内，注意避免污染其他物品，禁止再用于正常组织。

第二，切除部位断端应用纱布垫保护，避免污染周围。

第三，术中吸引应保持通畅，随时吸除外流内容物，吸引器头不可污染其他部位，根据需要及时更换吸引器头。

第四，擦拭器械的湿纱布垫只能用于擦拭隔离器械。

第五，洗手护士的手不得直接接触污染隔离源（隔离器械、隔离区域、隔离组织）。

第六，预防切口种植或污染的措施有3点，即取出标本建议用取物袋，防止标本与切口接触，取下的标本放入专用容器。

第七，隔离后的操作为立即撤下隔离区域内的物品，包括擦拭器械的湿纱布垫。用未被污染的容器盛装冲洗液，彻底清洗术野。更换被污染的无菌手套、器械、敷料等。

第八，重置无菌区，切口周围加盖无菌单。

二、恶性肿瘤手术隔离技术操作方法

规范恶性肿瘤手术操作的目的是防止肿瘤细胞沿血道、淋巴道扩散，防止肿瘤细胞的创面种植。隔离的范围主要是所有恶性或可疑恶性肿瘤的穿刺、活检、部分或全部切除过程。

（一）手术切口的保护

1.保护皮肤

粘贴切口薄膜，动作轻柔，尽量平整，避免出现小气泡，或者选择干纱布垫保护，并用巾钳固定。

2.保护皮下组织

使用盐水纱布垫保护皮下组织后用牵开器固定并充分暴露术野，确保手术切口的安全，或者根据手术切口大小选择合适的一次性切口保护器进行切口保护。

3.手术体腔探查

若发现肿瘤破溃，应保护肿瘤区域。探查结束后，操作者更换手套后再进行手术。

4.手术器械敷料管理

第一，建立"肿瘤隔离区域"，以便分清有瘤区和无瘤区，分别放置被污染与未被污染的器械和敷料。

第二，准备专用"隔离盘"并有明显标志，用于放置肿瘤标本和直接接触肿瘤的手术器械。

第三，接触过肿瘤的器械和敷料放在隔离区域使用，不可重复使用，不得放置到非隔离区域，禁止再用于正常组织，使用后的敷料等采用单独器械夹取。

5.肿瘤的切除

（1）隔离肿瘤

破溃肿瘤应用纱布、手套、取瘤袋等方法进行隔离或应用肿瘤表面封闭等技术进行生物制剂隔离。

（2）整块切除

将肿瘤进行完整切除和取出，禁止将肿瘤分段切除。

（3）轻柔操作

手术人员应尽量避免挤压瘤体，尽量实施锐性分离，少用钝性分离，避免肿瘤细胞沿血液、淋巴管扩散。

（4）充分止血

尽量使用电刀切割组织，减少出血机会，切断肿瘤细胞血行转移途径。

（5）分组操作

"互不侵犯"即涉及组织修复等手术，需要多组人员同时操作时，区分有瘤器械与无瘤器械、有瘤操作人员与无瘤操作人员，各组人员和器械不能相互混淆。

（6）肿瘤取出

取出肿瘤标本应使用取瘤袋，避免肿瘤直接接触切口。

（7）标本的放置

标本放于指定的容器，置于有瘤区，不可用手直接接触。

6.术中冲洗液的使用

第一，使用未被污染的容器盛装冲洗液，彻底冲洗术野。

第二，冲洗后不建议用纱布垫擦拭，以免肿瘤细胞种植。

7.术后器械管理

参照《医院消毒供应中心》（WS 310.1—2016）。

三、妇科手术隔离技术操作方法

规范妇科手术隔离技术的目的是防止子宫内膜残留至切口，造成医源性种植，防止宫腔及阴道内容物污染体腔及切口。其原则为术中严格按照无菌隔离技术进行，防止蜕膜组织和子宫内膜间质成分散落在手术区域，减少不必要的宫腔操作，以免将有活性的蜕膜组织种植到切口处。

（一）切口保护

涉及可能暴露宫腔的手术时，切开腹壁后用切口保护器或纱布垫保护好切口创面。若行剖宫产手术，子宫切口四周术野应用纱布垫保护，尽量避免宫腔内血液或羊水污染切口。

（二）冲洗液管理

关闭腹腔及缝合腹壁切口前需用冲洗液冲洗，切口周围加铺无菌巾，防止腹壁切口子宫内膜异位症。

（三）敷料管理

术中宫腔操作所用敷料必须一次性使用后丢弃，不能再用于其他部位。

（四）器械管理

接触子宫内膜或胎膜、胎盘的器械应放于固定位置，避免污染其他器械及用物。行子宫相关手术时，缝合子宫肌层如有穿透子宫内膜，那么需执行无菌隔离技术，缝合子宫的缝线不应再用于缝合腹壁各层。

（五）人工流产术

应注意控制宫腔负压，避免在将吸管突然拔出时，内膜碎片、宫腔血液被过高负压吸入腹腔内。

（六）宫腔镜手术

需防止冲洗液流入腹腔。

四、空腔脏器手术隔离技术操作方法

第一，手术体腔探查，探查前在手术切口周围用纱布垫或切口保护器保护，避免内容物流出，污染手术切口。

第二，切开空腔脏器（或感染病灶）前，应先用纱布垫或切口保护器保护周围组织。备好蘸有消毒液的纱布或棉球（消毒断端）、吸引器（以免脏器内容物流出污染体腔及切口）。

第三，切除空腔脏器。

第四，若为肠梗阻（肠内管腔内可能存在易燃性气体），在切开肠管时，不能使用电外科设备，避免引起意外伤害。

五、创伤手术隔离技术操作方法

第一，体腔探查时，合理使用纱布垫或切口保护器，避免感染扩散污染周围组织。

第二，若为开放性创伤手术，应先进行清洗去污操作（包括清洗皮肤、清洗伤口），再进行伤口清理探查。

第三，准备两份手术器械，一份用于清洗去污，另一份用于伤口清理探查。清理探查过程中，怀疑被污染的器械、敷料禁止再使用。

第四，清洗去污用的器械、敷料及从伤口上清理下来的敷料，应在治疗手术开台前移出手术室。

六、同期手术隔离技术操作方法

第一，分清Ⅰ类切口区域与非Ⅰ类切口区域，严格区分清洁切口区、污染切口区，区分无菌器械和污染器械。

第二，物品不得交叉使用，凡接触污染切口手术的物品均视为污染，不能再用于清洁切口的手术操作，避免交叉感染。需及时更换手套，加盖无菌单。

第三，凡接触空腔脏器，如胃肠、食管、肺、胰、肝胆等器官的物品、器械均视为污染，这些被污染的物品及器械不能再用于无菌部位的手术操作。规范使用冲洗液。

第四，注意肿瘤合并非肿瘤同期手术的手术隔离技术。

第五，手术器械台管理，严格执行消毒隔离制度和无菌技术操作规程。分别铺设2个无菌器械台，手术部位器械需独立摆放，建议使用2个器械托盘。

七、移植手术隔离技术操作方法

（一）严格执行无菌操作

感染是移植手术最常见、最致命的并发症。因此，移植组人员应做到器械物品准备齐全，术中配合默契，尽量缩短供体器官的缺血时间及手术时间，减少感染机会。术中一切操作都应严格执行无菌操作，器械物品严格灭菌。移植手术应安排在百级层流净化手术室，并严格控制室内人员数量及流动。

（二）供体器官的保护

0～4℃低温灌注与低温保存，即器官经预冷的灌洗液（如UW液、HTK液或Celsior液）快速灌洗并获取后，将器官与保存液一并放入双层无菌器官袋内，夹层置入无菌盐水冰屑，依次分别扎紧每层袋口，并置于无菌容器内，将其放入低温保温箱转运，全程温度维持在0～4℃，严格保持无菌。修剪、移植过程中，冰屑低温保护器官，严防器官污染、滑落。无菌盐水冰屑制作过程严格执行无菌操作，防止污染。

（三）皮肤保护

做好术前评估，合理使用体位垫对骶尾部、足跟部等受压部位进行保护；保持患者皮肤干燥，督促术者正确使用切口保护设备，避免冲洗液、体液浸湿皮肤；因移植过程中器官局部需保持低温，术中大量使用冰屑及冰盐水，复温时大量使用38～42℃热盐水，切口周围无菌巾易潮湿造成污染，若潮湿应立即加盖无菌巾，保持台上干燥整洁，干燥的无菌单具有隔离作用。

（四）综合性体温保护技术

术中应采取综合性体温保护技术，以降低术后感染率。

（五）术中隔离

器官移植术中及术后大剂量免疫抑制剂的应用，加快了肿瘤细胞的生长。因此，最大限度地去除肿瘤细胞显得尤为关键。若受体原发病为肿瘤者应遵循本节"恶性肿瘤手术隔离技术操作方法"，不使用自体血回输。

八、内窥镜下肿瘤手术隔离技术操作方法

（一）遵循无菌操作原则

原则同恶性肿瘤手术隔离技术操作方法。

（二）遵循隔离技术器械敷料使用原则

保持吸引器管道通畅，及时吸出渗液和渗血，减少脱落肿瘤细胞污染的机会。先放气，再拔穿刺套管，撤去气腹，应打开套管阀门使二氧化碳（CO_2）逸出排净后方可拔除套管，避免"烟囱"效应造成穿刺针道肿瘤种植转移。

（三）预防切口种植的措施

将穿刺套管固定，防止套管意外脱落和漏气，避免造成"烟囱"效应。小切口手术使用切口保护器，使切口与瘤体隔离，同时防止接触肿瘤的器械上下移动，造成切口种植。取出标本必须用取瘤袋，防止瘤体与切口接触，在取出微小的标本（如淋巴结等）时也应采取隔离措施。

（四）CO$_2$气腹的管理

尽量缩短CO$_2$气腹持续时间，术中调节气腹压力小于14 mmHg，流量小于5 L/min。建议采用有气体加温功能的气腹机，减少肿瘤细胞的雾化状态，减少肿瘤种植。

九、注意事项

第一，手术团队人员必须履行职责，严格执行各类手术的术中隔离技术，降低有害菌体、肿瘤细胞等的转移率，确保手术患者安全。

第二，恶性肿瘤手术隔离技术应特别引起手术团队人员的重视。

第十一节　机械缝合技术

一、操作方法

（一）闭合离断

利用线型吻合器将器官距病变一定距离进行闭合，包括实质性器官和腔道器官、血管等，然后离断切除病变器官，或者利用线型切割吻合器一次完成闭合和离断，如甲状腺腺叶切除术、肺叶切除术、肺楔形切除术、结肠离断术、胃离断术等。

（二）缝合

将需缝合的组织对合，用线型吻合器钉缝，如幽门成形术。

（三）吻合

用管型吻合器，可以将腔道器官（如食管、胃、小肠、结肠）进行端端吻合、端侧吻合。应用切割吻合器进行胃肠侧侧吻合，如直肠结肠端端吻合术、食管胃侧侧吻合术及胃空肠侧侧吻合术等。

二、基本原理

机械吻（缝）合器是根据订书机的原理设计的，吻合器的吻（缝）合部位像订书机一样装有"ET"形的缝钉和抵钉座，推力作用于"N"形钉上，使其穿过组织，然后弯曲成横"B"形，将组织缝合在一起。

三、常见类型及适用范围

（一）管型吻合器

管型吻合器常用于空腔脏器的吻合，分为弯轴型和直轴型两种，吻合器呈圆环形，内装有两排呈环形交叉排列的钽钉及1个环形切刀，吻合时环形切刀在缝合钉内缘切除多余组织而形成吻合口，使吻合及切割同步完成。

1.弯轴型管型吻合器

弯轴型管型吻合器常用于食管切除术、胃切除毕罗氏Ⅰ式或Ⅱ式术、小肠及结肠切除术、直肠癌前切除术、胃切除术、胃减容术等多种管腔重建。该吻合器有1个可拆开的头部，能导入切断部位的近端，以荷包缝合定位，切割吻合器的主体插入后与头部对合，激发后打出两排钉子，并切掉一小圈组织完成吻合，器械头外径一般有21 mm、25 mm、29 mm、31 mm、33 mm供选择。

2.直轴型机械管型吻合器

直轴型机械管型吻合器常用于痔疮切闭术、直肠低位前切除术。

（二）线型吻合器

线型吻合器分为直线型吻合器和直线型切割吻合器两种。

1.直线型吻合器

直线型吻合器为直线型，内装有两排呈直线交叉排列的钽钉，无切刀。常用长度有60 mm、90 mm两种，主要用于胃肠道残端的吻合关闭，残端关闭为全层外翻式吻合。

2.腔镜直线型切割吻合器

腔镜直线型切割吻合器由上下两片组成，吻合组件内装有4排呈直线排列的钽钉，中间有一切刀槽，推动带有2个推片及1个切割刀的推杆，推动中边吻合边切开，最后完成一个由两排钽钉吻合的吻合口，用于胃肠吻合和肠肠吻合。切割组织时，切割吻合器的长度应足以横跨预切断的组织，闭合的两爪末端应超出该组织一小部分，以确保充分地切割和吻合。如果因组织太厚或切割吻合器太短而无法做到这一点，就应越过已吻合的部分再次激发吻合。吻合时切割吻合器要与肠管相互垂直。若只是吻合而不切除组织，则必须在吻合前先取出中间那把刀刃。

3.腔镜电动直线型切割吻合器

腔镜电动直线型切割吻合器在直线型切割吻合器的基础上添加了电池和电池安装盒，以及自动切割和吻合激发装置，切割吻合原理同腔镜直线型切割吻合器。

（三）机械缝合器的辅助器械

机械缝合器的辅助器械有荷包钳、荷包线。荷包钳由两排带锯齿形的横臂组成，咬合后用带线的直针穿过齿槽来回各1次即做成肠壁荷包缝合，用于胃肠吻合时的荷包缝合操作。荷包线采用尼龙材料，保证抗拉强度，荷包线针采用不锈钢材料，具有良好的柔韧性。

四、注意事项

第一，洗手护士与手术医师必须熟悉消化道吻（缝）合器的结构、性能及操作程序。

第二，机械吻合器应避免重压和碰撞，使用前必须仔细检查吻合器的型号，装配是否正确，吻合组件的钽钉是否完整无缺，塑料刀座是否遗漏，以免变形而影响使用。使用前不要打开保险，避免缝钉过早推出。

第三，操作用于吻合的部位应充分游离，无张力，血运良好。吻合器间距调节要适当，组织压缩不宜过紧或过松。激发完成吻合后取出吻合器时动作要轻柔，防止撕裂吻合口。

第四，检查切下的两个环形胃肠壁组织是否完整，如发现吻合口有欠妥之处应用6×14圆针和2-0丝线缝合加固。

第五，吻合器上切下的组织作为病理标本时，要仔细检查组织是否完整取下并与术者核对。

第六，根据不同的组织器官选择不同的自动吻合器。消化道的吻合用消化道吻合器，肺、肝、胃等组织的吻合用直线型切割吻合器。

第七，根据管腔的粗细，选择不同型号的消化道吻合器；根据组织的厚度及切割面的宽度，选择不同厚度和长度的切割缝钉。

第八，皮肤吻合器有订书机型及粘贴型，根据患者皮肤情况选择适合的皮肤吻合器。

第九，自动化缝合要求手术室医务人员熟练掌握吻合器和切割吻合器的安装和使用方法，若操作不当就会导致吻合器及切割吻合器不能正常激发，造成毁坏而浪费。

第十二节 患者约束技术

一、操作方法

（一）评估

评估患者病情、意识、肢体活动度及配合程度；评估患者被约束部位皮肤色泽、温度及完整性等。

（二）肢体约束

第一，暴露患者腕部或踝部，用棉垫或保护垫包裹腕部或踝部约束部位。

第二，套约束带于约束部位，稍拉紧，以能容纳1~2指为宜。

第三，将约束带系于两侧床沿，再评估肢体活动程度和范围。

（三）肩部约束

第一，暴露患者双肩，于患者双侧腋下垫保护垫。

第二，将专用约束带置于患者双肩下，双侧分别穿过患者腋下，在背部交叉后分别固定于床头。

（四）全身约束

第一，将专用约束带或大单折叠成绕患者肩部至踝部的长度，患者卧于中间。

第二，用靠近护士一侧的大单紧紧包裹患者同侧肢体，将大单绕至对侧，自患者腋下掖于身下。

第三，将大单的另一侧包裹患者手臂，紧掖于靠护士一侧身下。

第四，必要时可加系约束带。

二、注意事项

第一，实施约束前，应取得患者或家属的同意，签字后方可实施。

第二，告知患者及家属实施约束的目的、方法、时间，使患者和家属理解使用约束制动的重要性、安全性，取得其配合。尽量将患者放置在单人间并由专人看护。

第三，实施约束时，使患者肢体处于功能位。

第四，保护性约束属制动措施，使用时间不宜过长，患者病情稳定或治疗结束后，应及时解除约束。

第五，对患者实施约束时，定时更换约束部位或每2 h放松活动肢体一次，告知患者及家属实施约束中不得擅自松动或加紧约束带。观察约束局部皮肤有无损伤、皮肤颜色和温度、约束肢体末梢循环状况，发现异常及时处理。

第六，准确记录并交接班，包括约束的原因、时间，约束带的数目，约束部位，约束部位皮肤状况，解除约束时间，等等。

第七，约束带有污染时及时更换、清洗，保持清洁。

第十三节　患者制动操作技术

一、操作方法

（一）评估

评估患者病情、自理能力、肌肉和关节活动情况；评估患者非制动部位的活动能力、制动部位皮肤情况；评估制动用具及辅助装置是否符合患者的制动要求。

（二）头部制动

第一，采用多种方法，如借助器具（头部固定器、支架、沙袋等）或徒手使患者头部处于固定状态。

第二，患者头部制动睡眠时，可在颈部两侧放置沙袋。

第三，新生儿可采用凹式枕头制动，2岁以上患儿可使用头部固定器，并可与颈椎和头部固定装置一同使用。

第四，观察患者制动部位皮肤情况。

（三）石膏固定

第一，石膏未干前，不可在石膏上覆盖被毯。保持石膏清洁，避免水、分泌物、排泄物等刺激皮肤。

第二，为防止石膏断裂，尽量避免搬动患者。在石膏未干前搬动患者，需用手掌托住石膏，忌用手指捏压；石膏干后有脆性，应采用滚动法翻身，不要对关节处实施成角应力。四肢石膏固定者，应抬高患肢。人字石膏固定者用软枕垫起腰部凹陷处，悬空臀部。

第三，保持石膏末端暴露的指（趾）及指（趾）甲的清洁、温度。

第四，石膏固定后注意观察患肢末梢的温度、皮肤颜色及活动情况，评估患肢是否肿胀，观察其表面的渗血情况。

（四）夹板固定

第一，选择合适的夹板长度、宽度及固定的方式。

第二，两块夹板置于患肢的内外侧，夹板过关节，夹板下加棉垫并用绷带或布带固定。

第三，肢体位置：患者上肢固定后，立位时将肘关节屈曲90°，三角巾或前臂吊带悬吊于胸前，卧位时自然伸肘并将前臂垫高于心脏水平位；下肢固定后，患肢略高于心脏水平，膝关节屈曲10°，跟腱部垫一小枕将足跟悬空。

第四，夹板扎带的松紧度，以用拇指、示指提起扎带能在夹板上下移动1 cm为宜。

第五，观察患肢末梢血液循环情况等。

（五）持续牵引

第一，枕颌带牵引时，颈部两侧放置沙袋制动，避免颈部无意识地摆动，颌下垫小毛巾或纱布，严密观察下颌、耳郭及枕后皮肤情况，防止压力性损伤。颈下垫小软枕，减轻患者的不适感。

第二，邓乐普牵引治疗肱骨髁上骨折，牵引时屈肘45°，肩部离床。

第三，股骨颈骨折、转子间骨折牵引时摆正骨盆，患肢外展，足部置中立位，可穿丁字鞋，防止外旋。

第四，维持牵引有效效能。在牵引过程中，牵引的重量不可随意增减，也不可随意中断牵引。患者外出检查、进手术室前均不能放松牵引装置，可用手托住牵引弓或使用有滑轮装置的担架推车维持牵引，以防骨折移位。下肢牵引抬高床尾，颅骨牵引抬高床头。

第五，小儿行双腿悬吊牵引时，注意皮牵引套是否向牵引方向移动。

第六，下肢皮牵引时，注意防止压迫腓总神经。根据病情，每天行足背屈伸运动，防止关节僵硬和跟腱挛缩。

第七，行骨牵引者，每天消毒针孔处2次。

第八，预防皮肤受损：皮牵引时，内衬袜套或棉垫放置均匀；每班检查皮套或胶布有无滑脱至内外踝而压迫足跟周围皮肤，使其发红、变暗；在牵引架与身体密切接触部位（如大腿上端与臀部交界处）隔以软棉垫，以避免磨破皮肤。

第九，观察患肢端皮肤颜色、温度、动脉搏动、毛细血管充盈度及指（趾）活动情况。

二、注意事项

第一，根据不同的制动方法，定时观察患者局部和全身情况，特别是局部皮肤的完整性、血液循环情况。

第二，协助患者取舒适卧位，减轻疼痛；每2～3 h协助患者翻身1次，预防压力性损伤。

第五章 手术中急危重症护理技术

第一节 成人基础生命支持

一、成人基础生命支持的操作方法

第一，评估环境是否安全、通风。

第二，必要时做好自身防护。

第三，施救者双手轻拍患者双肩，并在患者双侧耳部大声呼唤"你还好吗？"。

第四，呼救的同时检查患者呼吸和脉搏。查看患者胸廓是否起伏，触摸颈动脉是否有搏动。判断呼吸脉搏至少5 s，不超过10 s。如果患者没有呼吸或只有喘息或大动脉搏动消失，就立即从胸外心脏开始进行5个周期的按压和人工呼吸（比例为30：2）。

第五，胸外心脏按压。①确保患者仰卧于坚硬平面；②暴露患者胸部；③跪立于患者一侧，按压者身体中轴平行于患者两肩连线水平；④将一只手的掌根置于患者胸部正中、胸骨下半部，将另一只手的掌根置于第一只手上，利用体重和肩臂力量用力快速按压。每次按压深度达 5 ～ 6 cm，按压频率至少 100 次 / min；每次按压时大声计数，手指不得接触患者胸壁；每次按压后确保患者胸壁完全回弹，双手不离开按压部位。

第六，开放气道。清除可见口鼻异物，若有义齿则取下活动性义齿。无颈椎损伤患者用仰头提颏法开放气道，有颈椎损伤患者用推举下颌法开放气道。

第七，人工呼吸。①口对口呼吸法。用纱布遮住患者口鼻，开放气道，操作者平静吸气后捏紧患者鼻翼，双唇紧包住患者口部，使之完全不漏气，平静吹气。连续给予两次吹气，每次吹气时间持续约1 s，两次之间间隔1 s，每次吹气的同时观察患者胸廓是否隆起。吹毕，松开捏患者鼻翼的手指。如果尝试两次后患者仍无法进行通气，就继续给予胸外心脏按压。②口对面罩呼吸法。以鼻梁为参照，一手将面罩扣于患者口鼻部，另一只手开放气道。连续给予两次吹气，每次吹气时间持续约1 s，两次之间间隔1 s，吹气的同时观察其胸廓是否隆起。如果尝试两次后患者仍无法进行通气，应立即取下面罩，继续给予胸外心脏按压。

第八，每5个周期或每2 min轮换操作者，并评估患者呼吸和脉搏，直至患者自主循环恢复，再进行进一步生命支持。

二、简易呼吸器的操作方法

第一，准备呼吸气囊，检查简易呼吸器及各配件的性能。

第二，连接面罩及简易呼吸器。

第三，连接氧气，调节氧流量为8～10 L/min。

第四，球囊面罩通气方法。清除口鼻腔异物，正确开放气道。使面罩紧贴患者口鼻部，以"CE"手法固定面罩：一手的大拇指和示指呈"C"形按住面罩，其余三指呈"E"形放在下颌骨上（注意手指应放在患者下颌骨骨性部位，不要超出骨性位置压迫气管），将面罩紧密罩住患者口鼻。使用球囊面罩可提供正压通气，成人球囊容积为1350～1500 mL，挤压深度为球囊的1/2～2/3，通气量为400～600 mL。规律挤压球囊，观察胸廓是否隆起，要求持续通气时间约1 s，每次循环通气2次。保证通气有效，每次循环通气时间小于10 s。胸外按压与球囊通气比为30∶2。

第五，判断通气效果。观察患者胸部是否随着压缩球囊而起伏，经透明盖观察单向阀是否随压缩球囊开闭，经面罩透明部分观察患者嘴唇与面部颜色变化，在呼气时，观察面罩内是否呈雾气状，患者血氧饱和度是否上升。

三、注意事项

（一）成人基础生命支持技术的注意事项

第一，在识别心搏骤停后10 s内开始胸外心脏按压。

第二，心脏按压位置正确，按压位置为胸部正中、胸骨的下半部分。

第三，每次按压之后让胸廓完全回弹。

第四，尽量减少胸外按压的中断，中断时间不超过10 s。

第五，给予有效的人工呼吸，使胸廓隆起，避免过度通气。

第六，按压用力均匀，不宜过轻或过猛，以免造成无效按压或发生肋骨骨折、气胸、内脏损伤、胃内容物反流等情况。

第七，每5个周期或每2 min与第2名施救者交换角色，交换用时应小于5 s。

（二）成人简易呼吸器的使用注意事项

第一，如果外接氧气，应使储气袋充满氧气，未接氧气时应将其组件取下。

第二，发现患者有自主呼吸时，应按患者的呼吸动作加以辅助，以免影响患者的自主呼吸。

第三，充分开放气道，挤压呼吸器时，压力不可过大，速度不宜过快，避免过度通气。

第四，简易呼吸器通气技术在双人施救者施行心肺复苏时使用。

第五，施救者挤压球囊，患者出现胸廓起伏、血氧饱和度上升、面部发绀消退时，说明呼吸器的使用有效。

第六，如简易呼吸器不能改善患者缺氧症状，应立即检查并调整头部及气道位置是否合适，必要时给予气管插管。

第二节　胸外心脏非同步电复律（电除颤）

一、操作方法

第一，发现患者心搏骤停或心电示波为心室颤动或心室扑动时，需要立即进行电除颤。

第二，呼救并记录抢救时间。

第三，使患者去枕仰卧于绝缘硬质平面，四肢稍分开于身体两侧，不要与身体接触。

第四，充分暴露胸部，取下金属饰物。

第五，评估皮肤完整无破损，选取无植入性的心脏起搏器，擦干胸部皮肤。

第六，开始除颤。①连接电源线，正确开启除颤仪。②拿取电极板，均匀涂抹导电糊，或使用湿盐水纱布垫于除颤部位。③遵医嘱确认电复律"非同步"状态，根据情况选择能量，双向波选择120～200 J（或参照厂商推荐的电能量），单向波为360 J。第二次和后续的除颤使用相同或更高的能量。④正确放置电极板，正极电极板放置于患者胸部左腋中线第4～5肋间（心尖部），负极电极板放置于胸部右锁骨中线第2～3肋间（心底部）。⑤再次确认心电示波为室颤。⑥按下除颤手柄上的充电键，仪器将有一声持续的蜂鸣音和"OK"信号指示灯亮起，表示充电完全。⑦大声说"请大家离开床旁"并确认其他人已离开床旁，按压除颤手柄上的放电键迅速放电除颤。⑧除颤完毕后，立即进行胸外心脏按压，5个循环或2 min后，评估患者颈动脉是否恢复波动或心电示波是否恢复自主心律。⑨如果心电示波仍为室颤，就继续充电，遵医嘱再次予以除颤；若恢复窦性心律则结束除颤，抢救有效，记录时间。⑩除颤完毕后，检查患者局部皮肤是否有灼伤并清洁患者皮肤。整理患者衣物，将患者置于舒适体位。除颤仪清洁维护、充电备用，整理抢救记录。

二、注意事项

第一，使用前检查除颤仪各项功能是否完好，电源有无故障，电量是否充足，各种导线有无断裂或接触不良。

第二，除颤前确定患者除颤部位皮肤干燥完整，避开贴有电极片、溃烂和有伤口的部位。

第三，避免由两个电极板涂擦的导电糊过多溢出造成短路灼伤皮肤。禁用乙醇，否则可引起皮肤灼伤。

第四，尽量选择在颤动波粗大期内进行除颤。

第五，两电极板之间的距离超过10 cm。若患者带有植入性心脏起搏器，应注意避开该部位至少2.5 cm，除颤后应检查其功能。

第六，消瘦且肋间隙明显凹陷而致电极板与皮肤接触不良者宜用厚盐水纱布，可减少皮肤与电极板之间的间隙。

第七，除颤仪定专人管理，每天开机检测，定时充电，使其随时处于完好备用状态。

第三节　术中心电监护

一、操作方法及流程

第一，评估患者的生命体征、病情、意识状态及配合程度，评估局部皮肤、指（趾）甲情况，查看患者指（趾）甲有无涂指甲油。

第二，核对医嘱、患者信息，向患者做好解释。

第三，保护患者隐私。

第四，暴露患者心前区，确定贴电极片的位置，用生理盐水棉球清洁局部皮肤。

第五，将导联线与电极片连接，将电极片贴于患者胸壁合适的位置，观察患者心电图波形是否稳定。

第六，连接经皮血氧饱和度夹于患者指（趾）端，使感应区对准患者指（趾）甲，每1～2 h更换一次部位。

第七，连接血压计袖带，松紧度以可以插入1指为宜，启动血压测量，设置测量间隔时间。

第八，根据需要选择合适的导联，调整波幅。

第九，根据患者病情设置各项报警参数，开启所有报警。

第十，发现异常数据及时打印留图并报告医师处理。

第十一，告知患者心电监护期间不可擅自调节仪器参数。监护期间不能随意撤除电极片、血压计袖带、血氧饱和度夹等，不可擅自中断监护。

第十二，告知患者血压计袖带充气时应保持安静，不可说话或移动身体。

第十三，尽量不要在监护仪附近使用有电磁干扰的仪器和工具。

二、注意事项

第一，注意观察患者粘贴电极片部位的皮肤情况，用清水或者肥皂水清洁皮肤，皮肤干燥后安放电极片。

第二，电极片安放部位要避开除颤处、中心静脉置管处、安装起搏器处、骨骼隆突处、皮肤发红处或破损炎症处等。易过敏皮肤每日更换粘贴部位，用温水清洁粘贴处的皮肤，去除胶痕，保持干燥，出现过敏症状者酌情使用药物缓解症状，电极片每24 h予以更换。

第三，监护导联选择P波清晰的导联，通常是Ⅱ导联。

第四，密切观察心电图波形，注意避免各种干扰所致的伪差。对躁动患者，应固定好电极和导线，避免电极脱落及导线打折、缠绕。

第五，选择合适的血压计袖带，为患者测量血压时，被测肢体与心脏处于同一水平，袖带松紧度适宜，左右两侧肢体交替测量，或定时松解袖带。尽量避免在瘫痪肢体测量血压，定时观察袖带部位皮肤情况，出现瘀斑应暂停在此部位测量。

第六，测血氧饱和度时尽量测量指端，不首选测趾端。血压计袖带与血氧探头不在同一侧肢体为宜，否则互有影响。

第四节 术中有创动脉血压监测

一、操作方法（以桡动脉为例）

第一，评估患者的生命体征、术中情况；评估患者穿刺部位皮肤、血管情况，桡动脉穿刺前行血管通畅试验（术前根据手术情况评估是否进行有创动脉血压的监测，在患者麻醉之前进行试验）；评估有创血压监测的插件功能是否完好。

第二，核对医嘱、患者信息。

第三，遵医嘱准备生理盐水或肝素冲洗液（生理盐水250 mL加肝素钠针2500 U）。

第四，将压力传感器与冲洗液连接，加压袋充气至300 mmHg，排气。

第五，关闭三通患者端，将压力监测电缆线连接监护仪和压力传感器。

第六，暴露患者穿刺部位，进行动脉穿刺。

第七，穿刺成功后立即连接压力传感器并冲管，转动三通使压力传感器与动脉相通。

第八，妥善固定动脉穿刺针和压力传感器，做好标识。

第九，校正零点。固定换能器处于患者心脏水平，转动三通使压力传感器与大气相通，监护仪上显示"0"时，转回三通使压力传感器与动脉相通。

第十，调节监护仪参数，观察压力波形，读取动脉压值。

第十一，记录置管日期、时间和穿刺部位。

二、注意事项

第一，血管通畅试验阳性者，禁忌行桡动脉穿刺测压。血管通畅试验的方法为嘱患者抬高上肢，检查者用大拇指同时压迫患者桡、尺动脉以阻断血流，嘱患者反复握拳直至手掌发白，放平上肢，检查者放松压迫尺动脉的同时，嘱患者松拳，观察患者手掌皮肤颜色由苍白变红的时间。如在6 s内变红，则表示桡动脉侧肢端循环良好，血管通畅试验阴性；如在6～15 s变红，则血管通畅试验可疑阳性；如在15 s以上变红，则血管通畅试验阳性。

第二，定时冲洗动脉穿刺管，加压袋的压力不低于300 mmHg，以保持管道通畅。

第三，严格执行无菌技术操作，穿刺点如有渗液要及时更换贴膜。压力传感器每72 h更换，每24 h更换冲洗液。

第四，妥善固定患者穿刺侧肢体，术中患者体位改变时，应重新调试"零"点。"零"点平第4肋腋中线即右心房水平，在调"零"及采血等操作过程中严防气体进入动脉。

第五，观察患者穿刺侧肢体的血运情况，及时发现有无肿胀及颜色、温度异常等情况，防止发生渗液、肢端坏死。

第六，观察动脉穿刺部位，防止导管移位或脱出。观察动脉血压波形变化。当出现波形低钝、消失等异常时，考虑留置针是否打折、堵塞、针尖端贴近血管壁或脱出等情况，及时处理。

第七，随时检查压力传感器各个接头连接是否紧密，防止脱落或渗漏。

第八，挂好动脉标识牌，与术中静脉通路严格区分。

第九，术后需持续监测者应保持管路通畅，做好交接班。拔除动脉置管后局部按压5～10 min。

第五节　术中中心静脉压监测

一、操作方法

第一，评估患者生命体征、术中情况、心率、血压、用药等情况；评估患者深静脉置管是否通畅；评估监测插件功能是否完好。

第二，核对医嘱、患者信息。

第三，为患者取平卧位。

第四，将压力传感器连接生理盐水，输液袋加压至300 mmHg。

第五，将已排气的压力传感器与中心静脉置管和测压插件相连，并且连接至监护仪上。

第六，暂停输液，使传感器"零"点与患者右心房保持在同一水平（第4肋间腋中线）。将中心静脉导管端关闭，让压力传感器与大气相通，点击监护仪上"校零"按钮。当监护仪显示"0"时，转向三通使压力传感器与静脉端相通。

第七，调节监护仪参数，显示测压波形及标识。

第八，校零成功后，将大气端关闭，测压套件与中心静脉置管相通，观察监护仪上描记的中心静脉压力图形与数值。

第九，记录一个较稳定的压力数值，正压封管。

第十，记录中心静脉的置管日期、时间和穿刺部位。

二、注意事项

第一，用于测压的中心静脉管腔可作为普通药物输注途径；禁止在输注血管活性药物通路时测量中心静脉压，以免造成血压剧烈波动。

第二，每次测压前或者患者改变体位后需要重新校"零"，校"零"时，患者需取平卧位，以免因"零"点位置的高低导致中心静脉压数值不准确。

第三，疑有管腔堵塞时不能强行冲注，溶栓无效时只能拔除，以防血栓。

第四，测压时确保输液管路及整套测压系统牢固连接，避免污染穿刺点，防止感染。

第五，测压过程中护士不可离开，需严密观察患者生命体征，观察其有无出血和血肿、气胸、血管损伤等，行静脉插管时，观察置管下肢有无肿胀、静脉回流受阻等下肢静脉栓塞的表现。

第六，观察患者穿刺部位的血运情况，及时发现其有无肿胀、颜色、温度等异常情况。

第七，密切观察手术情况，肝脏切除手术时提醒麻醉医师适度降低中心静脉压。

第八，术中做好标识，与外周输液通路区分。

第六节　术中微量注射泵的使用

一、操作方法

第一，评估患者的用药史、过敏史；明确药物的作用、副作用及药物的配伍禁忌；检查留置静脉通路的日期、是否通畅及有无静脉炎情况。

第二，了解微量注射泵性能及药物的属性。

第三，备好静脉输液通路。

第四，核对医嘱及输液卡。

第五，遵医嘱配药并放入无菌盘。

第六，核对患者信息，向患者做好解释工作。

第七，妥善固定微量注射泵，接通电源，打开电源开关。

第八，配好药物的注射器连接延长管，排气后安装到微量注射泵上。

第九，遵医嘱设置输注速度，预估输注总量。

第十，连接静脉通路，启动微量注射泵，确认其正常运行。

第十一，更换药液时，先关闭静脉通路，暂停微量注射泵输注；更换药液后，复查泵入速度及量无误后，打开静脉通道，启动微量注射泵。

第十二，微量注射泵停止使用时，按暂停键，停止输注后，再关闭微量注射泵电源，使用封管液进行封管，取出注射器。

第十三，术中密切观察患者，根据病情变化遵医嘱调节微量注射泵的速度。

第十四，注意观察患者输注部位皮肤有无红肿、渗液等情况，防止液体外渗或静脉炎的发生。

第十五，观察连接管是否有打折、扭曲，确保输注管道通畅。

二、注意事项

第一，全麻患者需妥善固定。

第二，注射过程中随时查看微量注射泵的工作状态，及时排除报警、故障。

第三，需避光的药物应使用避光的注射器和泵管。

第四，微量注射泵定期进行维护与保养。及时为微量注射泵充电或更换电池，注意观察微量注射泵电池电量。

第七节　术中颅内压监测

一、操作方法

第一，术前评估患者意识状态、手术方式、体位、病理反射征及头痛呕吐的情况。

第二，评估多功能参数监护仪的有创压监测模块、颅内压监测仪、颅内压传感器的性能及连接情况。

第三，核对患者腕带信息，术前向患者家属做好解释工作。

第四，术中医师放置颅内压传感器及脑室外引流管后，观察引流液的颜色、性质及量。

第五，将有创压缆线与多参数监护仪和颅内压监测仪相连，颅内压监测仪与颅内压一次性传感器相连。

第六，连接电源线，打开监护仪和颅内压监测仪开关并校零。

第七，监测数值并做好记录。

第八，合理设置报警范围，密切观察患者术中颅内压变化情况，颅内压正常值小于15 mmHg，如颅内压大于20 mmHg应及时报告术者并遵医嘱处理。

二、注意事项

第一，严格执行无菌技术操作，预防颅内感染。

第二，术后需持续监测颅内压，应妥善固定传感器及引流管。引流袋滴液口高于侧脑室（一般位于外耳道水平）10～15 cm，妥善固定，防止转运及患者躁动时引流管及传感器牵拉、脱出。

第八节 术中有创呼吸机的使用

一、操作方法

第一，评估患者生命体征、病情、意识、呼吸节律、血氧饱和度、动脉血气分析结果、呼吸道及配合程度。

第二，评估有创呼吸机的性能，将模拟肺与呼吸机管道连接并固定。

第三，向清醒患者做好解释工作。

第四，麻醉后插管建立人工气道，气囊充气并测压。

第五，连接电源、气源，打开主机开关，呼吸机进行自检。

第六，检查手控呼吸、机控呼吸是否漏气，检查挥发罐内是否吸入麻醉药物，碱石灰是否需要更换。

第七，麻醉医师根据患者情况选择呼吸机辅助呼吸模式，设置参数及报警值。

第八，观察呼吸机运行情况。

第九，查看气管导管刻度，测气囊压。

第十，将呼吸机与患者的人工气道连接，记录上机时间和呼吸机参数。

第十一，术中密切观察患者生命体征及血氧饱和度的变化，及时监测动脉血气并进行分析，根据血气分析结果调整参数。

第十二，观察呼吸机运转情况，及时处理呼吸机的报警并排除故障。

二、注意事项

第一，严格标准预防措施，预防颅内感染。

第二，使用呼吸机0.5 h后监测动脉血气并进行分析，根据血气分析结果调节呼吸机参数。

第三，术中使用一次性呼吸回路。

第四，术后准确评估患者是否能脱机拔管，密切观察呼吸功能、生命体征、意识的恢复情况，决定是否拔管。

第五，麻醉复苏期间，拔管前后密切观察血氧饱和度和呼吸音，及时清除气道内积液，及时清理口鼻分泌物，保持呼吸道通畅。指导患者进行呼吸功能锻炼及有效排痰。

第九节　人工气道固定和气囊压力监测

一、操作方法

第一，术中准确评估管道的位置、深度、气囊压力及固定部位的皮肤情况。

第二，评估患者的呼吸频率、节律、血氧饱和度、呼吸音及呼吸机参数设定。

第三，协助患者取仰卧位，进行全麻插管。

第四，查看气管插管的插入刻度，经口气管插管者查看导管尖端距门齿的长度，经鼻气管插管者查看导管尖端距鼻尖的长度，测量气管插管外露长度，记录并做好标记。

第五，用气囊压力监测表监测气管导管气囊的压力，吸净气管及口咽部分泌物。

第六，固定气管插管时，将牙垫置于导管的一侧，采用蝶形交叉法固定气管插管，胶布末端固定于面颊部；或选择其他适宜的固定方法，如固定器。

第七，操作后，再次测量气管导管的气囊压力，使其维持在正常值（25～30 cmH$_2$O），观察两侧胸廓起伏是否对称，听诊双肺呼吸音是否一致。

第八，术中使患者维持头部中立位，以便维持导管正常位置。

二、注意事项

第一，人工气道固定前评估固定带所需长度。

第二，固定气管导管松紧度适宜，过紧可致气管导管变形成半堵塞状态，过松可致气管导管脱落；避免将多种管道固定在一起（如气管插管和胃管），防止拔管时将其他管道意外带出。

第三，每4～8 h监测气囊压力1次。

第四，对于低血压或休克患者则相应减少气囊压力，保证局部组织血供。

第五，气囊放气时，先吸净气道内及气囊上的滞留物。

第六章　胸腔镜手术护理配合过程

第一节　胸腔镜辅助下食管癌根治术

一、术前准备

（一）器械、敷料

胸科普外包、食道包1个、胸包、中单包、手术衣5件、深静脉置管包、腔镜光缆、胸腔镜器械（胸腔镜穿刺器、切口保护器、分离钳、组织剪、线剪、吸引器、五叶钳、肺叶钳、腔镜卵圆钳、钛夹钳）、直线切割闭合器、结扎夹和自动结扎钳、推结器、吻合器、普通电刀、灯罩。

（二）一次性物品

刀片（11#、23#）、板线（1#、4#、7#）、0#腹膜连续缝合线、0#强生可吸收线、长吸引器管、三通接头、延长管、荷包线、显影小抽纱、双袋手术贴膜、手术敷贴、28#胸腔闭式引流管、胸腔闭式引流瓶、超声刀（线）、电钩（线）。

（三）仪器

显像系统、冷光源、气腹机、超声刀主机、高频电刀。

二、麻醉方法

静脉复合全身麻醉，双腔支气管插管。

三、手术体位

先取小于90°的左侧卧位（左侧上肢前上举，固定于托手架上，右侧进胸，术者位于患者背侧），开腹时改平卧位。

四、手术步骤

消毒，铺单，用组织钳固定各种电力线、吸引器、腔镜光缆。

（一）经颈部吻合手术方式

1.胸部手术

递11号刀，用小抽纱在右侧腋中线第7肋间做1个长约1 cm的腔镜观察孔，右侧腋后线偏后第8肋间长约1 cm及腋后线偏后第5肋间长约0.5 cm的操作孔各做1个，于右侧腋前线第4肋间做1个长约2 cm的副操作孔。用普通电刀做切口皮下的止血。于观察孔置入胸腔镜镜头，观察胸腔内是否有粘连，如有少量粘连，于副操作孔置入电钩或超声刀分离粘连；如有严重致密粘连者，沿副操作孔延长切口6～10 cm，直视下用电钩或超声刀分离粘连。于副操作孔置入肺叶钳牵拉肺叶，将肺压于腹侧，沿食管走行暴露食管，探查胸腔内有无转移，用电钩或超声刀沿食管部升纵隔胸膜，探查食管有无明显外侵及外侵程度。用超声刀在膈肌食管裂孔上方开始游离食管，过缩牵拉食管，逐渐向上游离。游离至食管肿瘤处，如有明显严重外侵，沿副操作孔延长切口6～10 cm，直视下用超声刀或组织剪游离食管。向上游离奇静脉，用结扎夹和自动结扎钳夹闭两端，用组织剪剪断。向上游离食管至胸廓入口处，清扫奇静脉下、食管旁、隆突下、左右喉返神经旁等淋巴结。食管旁仔细止血，用温蒸馏水冲洗胸腔，恢复双肺通气。

2.腹部手术

患者改为平卧位，气管插管退管，行双肺通气。腹部切口设计为脐上缘约1.2 cm切口，切开皮肤、皮下组织，气腹针穿刺，建立人工气腹，置入10 mm穿刺器为观察孔，腹腔镜镜头置入，观察腹腔内有无明显粘连及有无种植转移。

右侧锁骨中线及脐上3 cm做约1.2 cm切口，置入10 mm穿刺器为主操作孔，右侧腋前线和脐上6 cm做约0.5 cm切口，置入5 mm穿刺器为操作孔，剑突下做约1.2 cm切口，置入10 mm穿刺器，术者位于患者右侧。患者取头高脚低右侧倾斜位。两个主操作孔分别置入超声刀及肠钳，用超声刀由下至上游离胃大弯，注意胃网膜右血管弓，离断胃网膜左动脉及胃短动脉、脾韧带。患者取头高脚低左侧倾斜位，建立剑突下副操作孔，置入牵拉器牵拉肝左叶，用超声刀或电钩打开小网膜，游离肝胃韧带，在胰腺上缘牵拉游离胃左静脉，用结扎夹和自动结扎钳夹闭两端，超声刀离断。清除胃左动脉及脾动脉旁淋巴结。游离至膈肌食管裂孔，将食管下段牵拉入腹腔，膈肌食管裂孔自动闭合。取消气腹，将胃从剑突下切口牵拉至体外，贲门部胃小弯侧以直线型切割器做管胃成形。浆肌层间断缝合。在胃底最高点缝丝线做标志，确定无扭转将胃还纳至腹腔，丝线留于体外。用温蒸馏水冲洗腹腔，吸净，缝合腹部切口。

3.颈部手术

（1）经胸骨后隧道方式

取左侧颈部胸锁乳突肌前缘切口，约4 cm。游离颈部食管，提出上段食管，在颈部离断。卵圆钳扩通胸骨后通道，将胃牵拉至颈部。切割缝合器处理胃后壁，将胃管送至幽门附近，吻合口前壁以切割闭合器缝合。检查吻合口完整性，仔细止血，置入橡皮引流条，缝合颈部切口。

（2）经食管床隧道手术方式

取左侧颈部胸锁乳突肌前缘切口，约4 cm。游离颈部食管，提出上段食管，在颈部离断。将胸腔内丝线缝合至胃底最高点，将胃经食管床隧道牵拉至颈部。切割缝合器处理胃后壁，将胃管送至幽门附近，吻合口前壁用切割闭合器缝合。检查吻合口完整性，仔细止血，置入橡皮引流条，缝合颈部切口。

（二）胸内吻合手术方式

1.腹部手术

患者取平卧位，双腔支气管插管行双肺通气。腹部手术切口设计为脐上缘约1.2 cm切口，切开皮肤、皮下组织，气腹针穿刺，建立人工气腹，置入10 mm穿刺器为观察孔，腹腔镜镜头置入，观察腹腔内有无明显粘连，有无种植转移。右侧锁骨中线及脐上3 cm做约1.2 cm切口，置入10 mm穿刺器为主操作孔，右侧腋前线和脐上 6 cm 做约 0.5 cm 切口，置入 5 mm 穿刺器为操作孔，剑突下做约 1.2 cm 切口，置入 10 mm 穿刺器。术者位于患者右侧。患者取头高脚低右侧倾斜位。2 个主操作孔分别置入超声刀及肠钳，用超声刀由下至上游离胃大弯，注意胃网膜右血管弓，离断胃网膜左动脉及胃短动脉、脾韧带。患者取头高脚低左侧倾斜位，建立剑突下副操作孔，置入牵拉器牵拉肝左叶，用超声刀或电钩打开小网膜，游离肝胃韧带，在胰腺上缘牵拉游离胃左静脉，用结扎夹和自动结扎钳夹闭两端，超声刀离断，清除胃左动脉及脾动脉旁淋巴结。胃游离至膈肌食管裂孔以上 1～2 cm，下至胃网膜血管弓起始部。离断大部分膈肌角肌肉，尽量扩大膈肌裂孔，避免管胃（管状胃）阻塞及术后胃排空障碍。直线切割闭合器沿胃小弯做部分管状胃。确定胃无扭转按原位置回腹腔，仔细止血，用温蒸馏水冲洗腹腔，吸净，关闭切口。

2.胸部手术

患者取90°左侧卧位，递11#刀片，小抽纱在右侧腋中线第7肋间做1个长约 1 cm的腔镜观察孔，右侧腋后线偏后第8肋间做1个长约1 cm及腋后线偏后第5肋间做1个长约0.5 cm的操作孔，于右侧腋前线第4肋间做一个长约2 cm的副操作孔。用普通电刀做切口皮下的止血。于观察孔置入胸腔镜镜头，观察胸腔内是否有粘连，如有少量粘连于副操作孔，置入电钩或超声刀分离粘连；如有严重致密粘连者，沿副操作孔延长切口6～10 cm，直视下用电钩或超声刀分离粘连。于副操作孔置入肺叶钳牵拉肺叶，将肺压于腹侧，沿食管走行暴露食管，探查胸腔内有无转移。探查食管有无明显外侵及外侵程度，以膈肌食管裂孔为起点，超声刀打开食管表面纵隔胸膜，游离食管并过索带，索带悬吊食管，超声刀从下往上游离食管至奇静脉弓下。切断奇静脉弓下正常食管，离断下肺韧带，清扫周围淋巴结（下肺韧带、隆突下、食管旁）。将胃牵拉至胸腔，上端食管荷包线缝合，置入吻合器前部，正常胃体前壁打开1个小切口，第8肋间腋后线操作孔置入吻合器，通过胃体前壁切口置入胃内，以胃大弯侧最高点与食管吻合（注意吻合部位与肿瘤位置）。切割缝合器完成管状胃成形及切除肿瘤。标本袋取出肿瘤，切口肿瘤观察切缘，确保肿瘤切除完整。胸腔内试水确定吻合口完整性。食管床仔细止血，用温蒸馏水冲洗胸腔，第8肋间操作孔置入28#胸腔闭式引流管1根，关闭切口。

五、手术配合注意事项

第一，手术时间比较长，应保持床垫的平整、干燥，骨突受压处要垫好软垫，避免压疮。患者的体位要固定适宜，不可过紧或过松。改变体位时要检查患者的皮肤受压情况。

第二，主腔镜系统放于患者的左侧（腹侧），高频电刀、超声刀主机、两套吸引器装置均置于患者的右侧便于手术医师的操作。

第三，及时清理电钩及超声刀上的结痂组织，及时排放腹腔、胸腔内的烟气，及时擦拭镜头，保证手术视野的清晰度。

第四，注意光缆有无扭曲，避免损坏。

第二节　胸腔镜肺大疱切除术

一、术前准备

（一）器械、敷料

胸科普外包、胸包、中单包、手术衣5件、深静脉置管包、腔镜光缆、双关节器械、镜头、直线切割闭合器、切口保护器、漏斗、普通电刀。

（二）一次性物品

刀片（11#、23#）、板线（1#、4#、7#）、0#腹膜连续缝合线、0#强生可吸收线、长吸引器管、三通接头、延长管、荷包线、显影小抽纱、双袋手术贴膜、手术敷贴、24#胸腔闭式引流管、胸腔闭式引流瓶、电钩（线）。

（三）仪器

显像系统、冷光源、高频电刀。

二、麻醉方法

静脉复合全身麻醉，双腔支气管插管。

三、手术体位

取健侧小于90°侧卧位（患侧上肢前上举，固定于托手架上，患侧进胸，术者位于患者背侧）。

四、手术步骤

消毒，铺单，用组织钳固定各种电钩（线）、吸引器、腔镜光缆。递11#刀片在患者患侧腋下第7肋间切1个约2.5 cm的切口，递切口保护器，放胸腔镜镜头，探查胸腔。递23#圆刀在腋窝下切开6～7 cm，逐层切开皮肤、皮下组织及肌肉，递小肋骨撑开器暴露术野，在胸腔镜的辅助下仔细分离肺大疱与胸壁的粘连，沿正常肺组织边缘分离肺大疱至基底部，用直线切割闭合器切除肺大疱。在胸腔内注入温盐水，将肺浸入水中，请麻醉医师鼓肺，检查肺是否漏气。若没有漏气，吸尽胸腔内的水，留置胸腔闭式引流管，用腹膜连续缝合肋间隙。

五、手术配合注意事项

第一，胸腔镜应放置在患者背侧靠头部。

第二，使用切口保护器要涂抹石蜡油。各种镜下切割器递给医师时要涂抹石蜡油，牵引带要浸水涂油后使用。

第三，卸下切割钉的切割器头端要清理干净才能再装新的切割钉。

第三节　胸腔镜肺癌根治术

一、术前准备

（一）器械、敷料

胸科普外包、胸包、中单包、手术衣5件、深静脉置管包、双关节器械。

（二）一次性物品

11#刀片、板线（1#、4#、7#）、0#腹膜连续缝合线、0#强生可吸收线、长吸引器管、三通接头、延长管、显影小抽纱、双袋手术贴膜、28#胸腔闭式引流管、胸腔闭式引流瓶、直线切割闭合器、漏斗、普通电刀头，超声刀（线）、双极（线）、电钩（线）。

（三）仪器

胸腔镜显示系统、超声刀主机、高频电刀主机。

二、麻醉方法

静脉复合全身麻醉，双腔支气管插管。

三、手术体位

取健侧小于90°侧卧位（患侧上肢前上举，固定于托手架上，患侧进胸，术者位于患者背侧）。

四、手术步骤

第一，用2％碘酊消毒2遍，再用75％酒精脱碘3遍。

第二，铺单（盘套→胸左右两侧中单对折→中单→胸两侧各2块皮巾→贴双袋胸科贴膜→铺剖胸单），用组织钳固定各种电力线、吸引器、腔镜光缆。

第三，递11#刀片在患者患侧腋下第7肋间做1个约2.5 cm切口，递切口保护器，放胸腔镜镜头，探查胸腔。

第四，递11#刀片在腋窝下切开6～7 cm，逐层切开皮肤、皮下组织及肌肉，放入切口保护器。

第五，主操作孔在腋前线第4肋间或第5肋间间隙3～5 cm。副操作孔在腋后线第8肋间或第9肋间。一般采用解剖性肺叶切除方法，即在胸腔镜下用直线切割闭合器分别处理肺动脉、肺静脉和支气管。肺动脉和肺静脉也可用丝线结扎或结扎夹和自动结扎钳夹闭处理。

第六，标本取出后，术中冰冻病理报告如确诊为肺癌，常规行肺门和纵隔淋巴结清扫。

第七，术毕检查无出血，无漏气，置入胸腔引流管1～2根，逐层关胸。

五、注意事项

第一，各体位的注意事项。

第二，使用前后均应检查仪器附件是否齐全，螺丝是否松动，掌握一般故障排除。

第三，仪器的脚踏均需套好塑料袋以防进水、腐蚀生锈，各种线要理顺不要扭曲。

第四，在操作过程中，应监督使用者有器械通道的镜头在插入和拔出器械时，是否划伤内镜镜片和器械通道。

第四节 胸腔镜交感神经链切断术

一、术前准备

（一）器械、敷料

胸科普外包、胸包、中单包、手术衣5件、腔镜光缆、漏斗、普通电刀。

（二）一次性物品

11#刀片、板线（1#、4#、7#）、0#腹膜连续缝合线、长吸引器管、三通接头、延长管、显影小抽纱、双袋手术贴膜、手术敷贴、16#红色导尿管、5 mm穿刺器、10 mm穿刺器、电钩（线）。

（三）仪器

显像系统、冷光源、高频电刀。

二、麻醉方法

静脉复合全身麻醉，双腔支气管插管。

三、手术体位

取正90°侧卧位（患侧上肢前上举，固定于托手架上，患侧进胸，术者位于患者背侧）。

四、手术步骤

消毒，铺单，用组织钳固定各种电钩（线）、吸引器、腔镜光缆。递11#刀片在腋中线第5肋间做1个约1 cm的切口，改单肺通气，置入直径10 mm穿刺器后放入30°胸腔镜，随后将手术床向术者对侧倾斜15°，使术侧肺在萎陷后进一步体位性下坠，在胸腔镜监视下在腋前线第3肋间或第4肋间做0.5 cm切口，置入直径5 mm穿刺器、电钩、分离钳等器械，即通过此操作孔进入胸腔实施手术，直视下看清交感神经链的位置并确认第2肋骨后，在第2、第3肋骨表面水平（T2～T3组）打开胸腹，以电钩电灼切断交感神经链。同时将切断范围沿相应肋骨表面向外侧延伸2 cm，以便切断可能存在的旁路上传神经纤维。术毕镜下鼓肺，拔出胸腔镜并用大角针、7#线封闭切口，另一切口放入16#红色导尿管，将其远端放入生理盐水碗内，直至无气泡排出时，快速拔出导尿管，缝合切口，一侧完成后同法进行另一侧交感神经链切断术。

五、手术配合注意事项

第一，选择合适的电凝功率。

第二，手术过程中，如果镜头碰到组织或模糊，用热蒸馏水泡后再使用，保持视野的清晰。

第五节　胸腔镜纵隔肿物切除术

一、术前准备

（一）器械、敷料

胸科普外包、胸包、中单包、手术衣5件、腔镜光缆、胸腔镜器械（胸科抽卡、切口保护器、分离钳、组织剪、线剪、吸引器、肺叶钳、腔镜卵圆钳）、漏斗、普通电刀头、灯罩。

（二）一次性物品

11#刀片、板线（1#、4#、7#）、0#腹膜连续缝合线、长吸引器管、三通接头、延长管、显影小抽纱、双袋手术贴膜、手术敷贴、28#胸腔闭式引流管、胸腔闭式引流瓶、电钩（线）、超声刀（线）。

（三）仪器

显像系统、冷光源、超声刀主机、高频电刀。

二、麻醉方法

静脉复合全身麻醉，双腔支气管插管。

三、手术体位

取健侧小于90°侧卧位（患侧上肢前上举，固定于托手架上，患侧进胸，术者位于患者背侧）。

四、手术步骤

消毒，铺单，用组织钳固定各种电钩（线）、吸引器、腔镜光缆。递11#刀片在腋中线第5肋间或第6肋间做1个1 cm切口，置入10 mm穿刺器，再置入30°胸腔镜探查。在胸腔镜的引导下分别于锁骨中线第2肋间或第3肋间、腋前线第5肋间做2个操作孔。首先探查肿瘤的位置、大小及与周围组织的关系，估计切除的可能性。如果结节明显，就先用电钩切开肿瘤边缘纵隔胸膜，再用钝头吸引器和分离钳沿包膜钝性剥离，分离过程中如遇滋养血管，则用电钩灼烧或钛夹夹闭。如果结节较为隐蔽，就先将胸腺连同前纵隔脂肪全部切除。切除纵隔胸膜，分离出胸腺一侧下极，向外侧牵拉，再分离对侧下极。在胸腺与心包之间向上钝性分离，游离胸腺与头臂静脉间隙，用钛夹处理静脉，再分离胸腺双侧上极，钛夹处理滋养动脉，完整切除胸腺组织。当标本切下后，放入标本袋中，取出。术毕，仔细探查肿瘤切除区的情况，彻底止血，放入胸腔闭式引流管，封闭切口。

五、手术配合注意事项

第一，胸腺上滋养的小血管很多，动脉不但变异大，而且细小，在游离止血过程中注意避免误伤上腔静脉及无名静脉，并且做好中转开腹的准备。

第二，备足液体及抢救药，防止大出血时手忙脚乱。

第三，注意无瘤技术的应用。

第七章　普外科腹腔镜手术护理配合过程

第一节　腹腔镜肝肿块切除术

一、术前准备

（一）器械、敷料

大器械包、腹包、手术衣包、腔镜镜头、肝胆腔镜器械包。

（二）一次性物品

11#刀片、4#线团、长吸引器管、（6 cm×7 cm）手术敷贴若干、（9 cm×10 cm）手术敷贴1个、细橡皮引流管1条（备用）、电钩（线）、超声刀（线）。

（三）仪器

腹腔镜显示系统、超声刀主机、高频电刀主机。

二、麻醉方法

静脉复合全身麻醉。

三、手术体位

仰卧位。

四、手术步骤

第一，消毒，铺单，建立观察孔（置入10 mm穿刺器）经脐下穿刺建立人工气腹后，压力设定为10～15 mmHg，建立主操作孔（置入10 mm穿刺器）于剑突下，建立辅助操作孔（置入5 mm穿刺器）立于肋缘下和腋前线交界处。

第二，同理分别再建立1个10 mm主操作孔和1个5 mm辅助操作孔，置入腹腔镜后，首先要探查整个腹腔。

第三，用分离钳和超声刀分离切下肿块，用吸引器吸血。

第四，探查切缘及腹腔。

第五，用标本袋装标本，用分离钳取出标本，于切口下用普通血管钳钳夹取出。

第六，必要时放置细橡皮引流管。

第七，撤出腔镜镜头、腹腔器械、穿刺器，停气关腹腔，用胖圆针、4#丝线缝合腹膜、肌肉，酒精擦拭切口角针，1#丝线缝合皮肤，（6 cm×7 cm）手术敷贴覆盖切口。

五、手术配合注意事项

第一，超声刀在术中要及时去除烧焦的组织，超声刀不能空发使用，容易损坏。

第二，腔镜各种线要无角度盘旋放置，避免扭曲折叠。

第三，腔镜器械较精细，注意不要压，轻拿轻放。腔镜器械较长，放置在无菌台上时注意不要超过器械台的边缘。

第二节　腹腔镜胆囊切除术

一、术前准备

（一）器械、敷料

大器械包、手术衣包、腹包、腹腔镜器械、腔镜镜头。

（二）一次性物品

11#刀片、4#线团、长吸引器管、吸引器头、电钩（线）、钛夹钳、生物钛夹或组织闭合夹。

（三）仪器

腹腔镜显示系统、高频电刀主机。

二、麻醉方法

静脉复合全身麻醉。

三、手术体位

仰卧位（术中：头高脚低位30°，手术床向左侧倾斜30°）。

四、手术步骤

第一，消毒，铺单，建立观察孔（置入10 mm穿刺器）经脐下穿刺建立人工气腹后，压力设定为10～15 mmHg，建立主操作孔（置入10 mm穿刺器）于剑突下，建立辅助操作孔（置入5 mm穿刺器）位于肋缘下和腋前线交界处。

第二，置入腹腔镜后，首先要探查整个腹腔，如无异常发现，再按以下步骤完成腹腔镜胆囊切除术。

第三，显露胆囊三角（Calot三角），助手从右侧套管置入胆囊抓钳（弹簧钳）夹住胆囊颈，连同肝脏向上牵引，尽量显露Calot三角。

第四，分离胆囊周围及Calot三角区的粘连，分离胆囊管及胆囊动脉，用生物钛夹或组织闭合夹夹闭近端胆囊动脉及胆囊管，再用钛夹钳夹闭胆囊管远端，用剪刀剪断胆囊动脉及胆囊管。

第五，分离胆囊床及胆囊，用电钩分离胆囊。

第六，取出胆囊（用标本袋），止血，停气关腹腔，把手术床摇回水平位。

五、手术配合注意事项

注意仪器使用性能，出现突发情况及时处理。

第三节　腹腔镜辅助下胃大部分切除术

一、术前准备

（一）器械、敷料

大器械包、剖腹探查包、腹包、手术衣包、腹腔镜器械、腹腔镜镜头、深静脉包。

（二）一次性物品

刀片（10#、11#、23#）、板线（1#、4#、7#）、长吸引器管、吸引器头、荷包线、加压吻合器、5 mm和10 mm穿刺器各1个、石蜡油棉球、棉球、电钩（线）、电力、钛夹钳、组织闭合夹、直线切割闭合器、超声刀（线）。

（三）仪器

腹腔镜显示系统、超声刀主机、高频电刀主机。

二、麻醉方法

静脉复合全身麻醉。

三、手术体位

分腿位（头高脚低30°）。

四、手术步骤

第一，消毒，铺单，建立观察孔（置入10 mm穿刺器）经脐下穿刺建立人工气腹后，压力设定为10～15 mmHg，再建立1个10 mm主操作孔、3个5 mm辅助操作孔。

第二，探查全腹腔，用肠钳将胃体中部胃大弯提起，用超声刀在网膜血管弓外分离大网膜。大网膜部分分离后可以进入网膜腔，直视胃的后壁。向右分离大网膜的范围应越过幽门静脉，此时可明显看到胃网膜右动脉，将其分离、切断（先于大弯侧胃网膜血管弓外分离大网膜，可用电钩分离，也可用超声刀。较粗的网膜血管分支及胃网膜右动脉、胃右动脉可用钛夹或组织闭合夹夹闭后切断）。

第三，分离小网膜直接用超声刀，分离胃左动脉和胃左静脉分别用钛夹或组织闭合夹在近端和远端双重夹闭后剪断。

第四，用直线切割闭合器在预定切除胃的部分将胃闭合切开（这时可以明显看到远端胃和近端胃的颜色）。

第五，提起横结肠，在其系膜根部的脊柱左侧找到空肠的起始部，即十二指肠悬韧带。在十二指肠悬韧带下方约15 cm处的空肠系膜对侧缘，用电刀切开腹部。

第六，同开腹。

五、手术配合注意事项

第一，注意仪器使用性能，出现突发情况及时处理。

第二，超声刀在术中要及时去除烧焦的组织，超声刀不能空发使用，容易损坏。

第三，腔镜各种线要无角度盘旋放置，避免扭曲折叠。

第四，腔镜器械较精细，注意不要压，轻拿轻放。腔镜器械较长，放置在无菌台上时注意不要超过器械台的边缘。

第四节　腹腔镜辅助下胃癌根治术

一、术前准备

（一）器械、敷料

大器械包、剖腹探查包、腹包、手术衣包、腹腔镜器械、腹腔镜镜头、深静脉包。

（二）一次性物品

刀片（10#、11#、23#）、板线（1#、4#、7#）、长吸引器管、吸引器头、吸引器管（术中吸痰用）、加压吻合器、5 mm和10 mm穿刺器各1个（备用）、石蜡油棉球、棉球、电钩（线）、超声刀（线）、钛夹钳、组织闭合夹，直线切割闭合器、闭合夹。

（三）仪器

腹腔镜显示系统、超声刀主机、高频电刀主机。

二、麻醉方法

静脉复合全身麻醉。

三、手术体位

仰卧位（分腿位）。

四、手术步骤

第一，消毒，铺单，建立观察孔（置入10 mm穿刺器）经脐下穿刺建立人工气腹后，压力设定为10～15 mmHg，再建立1个10 mm主操作孔、3个5 mm辅助操作孔。

第二，探查全腹腔，紧贴横结肠用超声刀游离大网膜，大网膜游离的范围向左超过结肠脾曲后，向上继续分离脾胃韧带。较小的胃短血管可以直接用超声刀凝固切断，较粗者则在其近脾脏一侧双重夹闭，近胃侧也夹闭，再用超声刀凝固切断。

第三，大网膜向右分离的范围应超过幽门静脉，达胃网膜右血管后血管则于网膜血管弓外分离，显示胃网膜血管弓外分离大网膜，胃网膜血管弓的右半部分得以完整保留，剪开食管前方的膈肌食管膜，游离食管。

第四，分离胃左动脉和胃左静脉，用组织闭合夹夹闭近端和远端，再用剪刀或超声刀切断。

第五，在上腹部正中做一个长约5 cm的纵切口，经切口置入荷包钳于食管下端将其夹闭。

第六，同开腹。

五、手术配合注意事项

第一，注意仪器使用性能，出现突发情况及时处理。

第二，超声刀在术中要及时去除烧焦的组织，超声刀不能空发使用，容易损坏。

第三，腔镜各种线要无角度盘旋放置，避免扭曲折叠。

第四，腔镜器械较精细，注意不要压，轻拿轻放。腔镜器械较长，放置在无菌台上时注意不要超过器械台的边缘。

第五节　腹腔镜阑尾切除术

一、术前准备

（一）器械、敷料

大器械包、剖腹包、手术衣包、腔镜镜头、腔镜器械包。

（二）一次性物品

11#刀片、4#线团、长吸引器管、（6 cm×7 cm）手术敷贴若干、（9 cm×10 cm）手术敷贴1个、细橡皮引流管1条（备用）、引流袋、电钩（线）。

（三）仪器

腹腔镜显示系统、高频电刀主机。

二、麻醉方法

静脉复合全身麻醉。

三、手术体位

仰卧位。

四、手术步骤

第一，第1个10 mm主操作孔置于脐部。消毒，铺单，建立观察孔，11#刀片在脐上缘做横向弧形切口，置入10 mm穿刺器并连接CO_2输入管，建立气腹，维持腹压12～15 mmHg。

第二，在摄像系统监视下，分别于麦克伯尼点、左侧腹部与麦克伯尼点对应部位置入2个5 mm穿刺器。

第三，探查腹腔，取仰卧位，手术床向左倾斜10°～15°，沿回盲部寻找阑尾。阑尾化脓穿孔形成腹膜炎者，手术床调至头高脚低并向右倾斜位，将脓液吸净后，再调至头低脚高并向左倾斜10°～15°，阑尾系膜用电钩烧灼离断，阑尾动脉、静脉及阑尾根部用结扎夹和自动结扎钳夹闭离断，阑尾残端黏膜再用电钩烧灼，用标本袋取出阑尾。

第四，术野用生理盐水反复冲洗，阑尾穿孔脓液较多的备好引流管置于腹腔引流。

五、手术配合注意事项

第一，超声刀在术中要及时去除烧焦的组织，超声刀不能空发使用，容易损坏。

第二，腔镜各种线要无角度盘旋放置，避免扭曲折叠。

第三，腔镜器械较精细，注意不要压，轻拿轻放。腔镜器械较长，放置在无菌台上时注意不要超过器械台的边缘。

第六节　腹腔镜空肠造口术

一、术前准备

（一）器械、敷料

腔镜器械包、手术衣包、腹腔镜器械、腹腔镜镜头。

（二）一次性物品

11#刀片、板线（0#、1#、4#）、长吸引器管、吸引器头、凡士林纱条、电钩（线）、2把内镜抓钳或2把5 mm无损伤抓钳、1把内镜剪刀、1把10 mm的内镜自动缝合器、1根MIC产的不带隧道装置的空肠造瘘管、1根Blake引流管。

（三）仪器

全套的腹腔镜设备、高频电刀主机。

二、麻醉方法

静脉复合全身麻醉。

三、手术体位

仰卧位。

四、手术步骤

第一，消毒，铺单，建立观察孔（置入10 mm穿刺器）经脐下穿刺建立人工气腹后，压力设定为10～15 mmHg，建立2个操作孔（置入10 mm穿刺器）于脐上及脐下约5 cm处，置入腹腔镜后，首先探查整个腹腔，无异常发现，再按以下步骤完成空肠造口术。

第二，用2把无损伤抓钳，沿空肠找到十二指肠悬韧带。当确认此韧带后，于韧带远端（30～48 cm处）标记空肠切开处。术者选择好空肠造瘘管经过腹壁的位置（以上腹为好）。必须保证将所选空肠拉至前腹时没有张力存在。

第三，将空肠造瘘管置入腹腔，在预先选择的腹壁切入点处置入一个管径5 mm穿刺器。在下腹正中置入另外一个管径5 mm的穿刺器，再通过此穿刺器置入内镜抓持器，然后拔出穿刺器。在体外用内镜抓持器抓住MIC空肠造瘘管的腹内端并将其送入腹腔。将涤纶环固定于腹膜水平。将造瘘管的体外端夹闭以免大量漏气。

第四，将造瘘管置入空肠腔内。

第七节　腹腔镜直肠癌根治术

一、术前准备

（一）器械、敷料

大器械包、剖腹探查包、剖腹包、手术衣包、腹腔镜器械、腹腔镜镜头、深静脉包。

（二）一次性物品

刀片（11#、23#）、板线（1#、4#、7#）、长吸引器管、吸引器头、吸引器管（术中吸痰用）、5 mm和10 mm穿刺器各1个（备用）、石蜡油棉球、棉球、电钩（线）、电刀、钛夹钳、组织闭合夹、直线切割闭合器、闭合夹、超声刀（线）。

（三）仪器

腹腔镜显示系统、超声刀主机、高频电刀主机。

二、麻醉方法

静脉复合全身麻醉。

三、手术体位

改良截石位（术中：头低脚高位30°，右侧倾斜10°）。

四、手术步骤

第一，消毒，铺单，建立观察孔（置入10 mm穿刺器）经脐上穿刺建立人工气腹后，压力设定为10～15 mmHg，左右脐旁腹直肌外缘各行5 mm穿刺孔安置器械，右锁骨中线平脐交点的下方8～10 cm，行10 mm或12 mm穿刺孔作为主操作孔，用于乙状结肠的分离及更换12 mm套管后进行肠段的线性切割和消化道吻合重建。

第二，探查全腹腔，观察肿瘤位置，游离直肠、乙状结肠，用抓钳向上、向左侧牵拉提起乙状结肠和直肠上端，用超声刀在右髂血管上方打开右侧侧腹膜，沿着腹主动脉的右前缘，从骶骨岬部向上至十二指肠空肠曲，游离结肠右侧系膜，注意右侧输尿管的位置及走向，加以保护。在骶骨岬部前方的分离容易损伤下腹神经，尤其是其交感支，特别是在直肠后方进行骶前间隙分离时容易发生。

第三，系膜血管处理，在直肠癌手术中，血管的处理与淋巴结的清扫是同时进行的。要清扫直肠上动脉和乙状结肠动脉根部淋巴结，并在其根部（距主动脉1 cm处）用组织闭合夹或钛夹断离。

第四，骶前分离，将直肠向前、向左侧牵拉，同时需保持乙状结肠朝上，贴近左下腹部，用超声刀沿着直肠深筋膜与骶前筋膜的间隙进行锐性分离，向前达骶骨岬水平。

第五，直肠前侧方分离，提起直肠，用超声刀打开直肠前腹膜反折，将直肠前壁与精囊分离。

第六，切除直肠肠段，取出标本，吻合。

第七，其他同开腹。

五、手术配合注意事项

第一，手术体位的摆放采取改良截石位（术中：头低脚高位30°，右侧倾斜10°），骶尾部要垫一软横枕。

第二，注意仪器使用性能，出现突发情况及时处理。

第三，超声刀在术中要及时去除烧焦的组织，超声刀不能空发使用，容易损坏。

第四，腔镜各种线要无角度盘旋放置，避免扭曲折叠。

第五，腔镜器械较精细，注意不要压。腔镜器械较长，放置在无菌台上时注意不要超过器械台的边缘。

第八节　腹腔镜肠粘连松解术

一、术前准备

（一）器械、敷料

大器械包、剖腹包、手术衣包、腔镜镜头、腔镜器械包。

（二）一次性物品

线团（4#、1#）、长吸引器管、（6 cm×7 cm）手术敷贴2个、（9 cm×10 cm）手术敷贴1个、橡皮引流管1条（备用）、腔镜电刀线、电钩（线）、超声刀（线）。

（三）仪器

腹腔镜显示系统、超声刀主机、高频电刀主机。

二、麻醉方法

静脉复合全身麻醉。

三、手术体位

仰卧位。

四、手术步骤

第一，消毒，铺单，建立观察孔，在原切口5 cm以上处建立第1个观察孔，置入10 mm穿刺器并连接CO_2输入管，建立气腹，维持腹压12～15 mmHg。

第二，在摄像系统监视下，根据操作需要选择腹壁相应部位做2～3个穿刺孔。

第三，探查腹腔，根据粘连情况，术者左手用肠钳，右手用超声刀或电钩分离粘连处。

第四，必要时放置引流管。

第五，撤出腔镜镜头、腹腔器械、穿刺器，停气关腹腔，用胖圆针、4#丝线缝合腹膜和肌肉，酒精擦拭切口，再用角针、1#丝线缝合皮肤，最后用（6 cm×7 cm）手术敷贴覆盖切口。

五、手术配合注意事项

第一，超声刀在术中要及时去除烧焦的组织，超声刀不能空发使用，容易损坏。

第二，腔镜各种线要无角度盘旋放置，避免扭曲折叠。

第三，腔镜器械较精细，注意不要压，轻拿轻放。腔镜器械较长，放置在无菌台上时注意不要超过器械台的边缘。

第九节　经乳房途径行腔镜甲状腺手术

一、术前准备

（一）器械、敷料

甲状腺腔镜专用包、甲状腺器械包、甲状腺敷料包。

（二）一次性物品

11#刀片、长吸引器管、（6 cm×7 cm）手术敷贴、4/0可吸收线、引流管（袋）、20 mL注射器、显影小抽纱、显影小纱条、超声刀（线）。

（三）仪器

腹腔镜显示系统、超声刀主机、高频电刀主机。

二、麻醉方法

静脉复合全身麻醉。

三、手术体位

分腿位。

四、手术步骤

第一，手术区域皮肤消毒。

第二，将0.1 g肾上腺素加入250 mL生理盐水中，用注射器抽生理盐水在手术预造空间的皮下进行注射，以便减少皮瓣剥离时的出血。用钝性剥棒多次穿刺、分离皮下，建立置套管的通道及部分操作空间。

第三，采用三孔法放置套管，注入CO_2气体，压力设定为6~8 mmHg，在直视下用超声刀分离皮下疏松结缔组织。沿颈肌深面继续分离颈前区，直至显露两侧胸锁乳突肌和甲状软骨水平。

第四，切开颈白线，分离甲状腺前肌群。

第五，用丝线贯穿缝合肌群并经皮肤引出，在体外通过牵拉丝线来牵开甲状腺前肌群，显露术野。

第六，分离、切割甲状腺组织。

第七，从穿刺孔取出标本，放入标本袋。术中常规快速送病理检查。

第八，缝合甲状腺前肌群、颈白线，放置颈前引流管，用4/0强生微乔可吸收线缝合。

第八章　泌尿外科腹腔镜手术护理配合过程

第一节　腹腔镜肾上腺肿物切除术

一、术前准备

（一）器械、敷料

大器械包、剖腹包、手术衣包、泌外腔镜器械、腔镜镜头。

（二）一次性物品

大牛角针、11#刀片、板线（1#、4#、7#）、长吸引器管、小抽纱2包、50 mL注射器、负极板、16#脑室引流管、引流袋、（6 cm×7 cm）敷贴2片、（9 cm×10 cm）手术敷贴1片、W1913T止血纱布、一次性组织闭合夹（备用）、超声刀（线）、双极（线）、电钩（线）、组织闭合夹钳、钛夹钳、纱条。

（三）仪器

腹腔镜显示系统、超声刀主机、高频电刀主机。

二、麻醉方法

静脉复合全身麻醉。

三、手术体位

取健侧卧位，患侧向上，腰部顶高位，显露患侧肾。

四、手术步骤

第一，消毒铺单，连接各导线。

第二，在第12肋下缘与腋后线交界处1～2 cm切开皮肤2 cm，用示指和弯钳钝性分离各层肌肉至腰背筋膜，用弯钳分开腰背筋膜，用示指紧贴腰大肌将腹膜向前推开，扩开一小腔隙。

第三，放入扩张球囊，向其充气500～800 mL，保留3 min后，放气取出。放入10 mm穿刺器，用大牛角针、7#线缝合操作孔防止漏气，冲入CO_2，维持腹压12～15 mmHg，放入镜头。

第四，在腋中线与髂嵴交界处上2 cm做第2个操作孔，在腋前线与第10肋交界处下2 cm做第3个操作孔。

第五，第2、第3个操作孔分别放入双极钳、分离钳。用分离钳沿腰大肌向上分离，直至膈肌脚，找到肾上极，自膈肌脚向肾上极方向分离。打开肾周脂肪囊，第一分离层位于肾脏内口方的肾周脂肪囊与前层肾筋膜之间的无血管区，第二分离层位于患肾外口方的肾周脂肪囊与后层肾筋膜之间的相对的无血管区，第三分离层位于肾上腺底部脂肪囊与肾上腺的肾实质之间的无血管区。

第六，将标本取出，妥善保管，及时送检。

第七，检查创面并彻底止血后，在肾上腺窝外方放置引流管，经腋后线穿刺器引出。

第八，退出各穿刺器，缝合各切口。

五、手术配合注意事项

第一，体位摆放时要注意患者安全，保证患者各部位舒适，不受压，患侧上肢用弹性绷带固定在高托手架上。

第二，连接各导线时保证光缆线不打折，整齐摆放在手术台上并加盖皮巾，防止锐器划破。

第三，术中使用双极钳会在腹腔产生大量的烟雾，影响视野，要另备一套吸引器并吸出。

第四，术中及时准确地传递器械。

第五，中转开腹时要沉着冷静，认真清点器械用物。

第六，手术开始前要把电刀脚踏板放在手术者便于操作的位置，术中单极、双极的使用要随时调节。

第七，用胶布固定体位，应分别在髂骨下缘1～2 cm、乳头连线与腋中线交界处的皮肤贴上贴膜保护。

第二节　腹腔镜肾囊肿去顶术

一、术前准备

（一）器械、敷料

大器械包、剖腹包、手术衣包、泌外腔镜器械、腔镜镜头。

（二）一次性物品

大牛角针、11#刀片、板线（1#、4#、7#）、长吸引器管、吸引器袋、小抽纱2包、50 mL注射器、负极板、16#脑室引流管、引流袋、（6 cm×7 cm）敷贴2片、（9 cm×10 cm）手术敷贴1片、止血纱布（备用）、双极（线）、电钩（线）、纱条。

（三）仪器

腹腔镜显示系统、高频电刀主机。

二、麻醉方法

静脉复合全身麻醉。

三、手术体位

取健侧卧位，患侧向上，腰部顶高位，显露患侧肾。

四、手术步骤

第一，消毒，铺单，连接各导线。

第二，在腋中线髂嵴上2～3 cm处用11#刀切开皮肤，皮下组织1.5～2.0 cm处用示指和弯钳钝性分离各层肌肉至腰背筋膜，用弯钳分开腰背筋膜，用示指紧贴腰大肌将腹膜向前推开，扩开一小腔隙。

第三，放入扩张球囊，向其充气500～800 mL，保留3 min后，放气取出。放入10 mm穿刺器，用大牛角针、7#线缝合操作孔防止漏气，冲入CO_2，维持腹压12～15 mmHg，放入镜头。

第四，分别于腋前线、腋后线肋缘下置入5 mm穿刺器，置入双极钳和电钩。

第五，用双极钳夹持，电钩锐性分离肾筋膜和肾脂肪囊，游离血管，显露肾脏，找到囊肿，电钩穿刺囊壁，吸净囊液，距肾实质约5 mm处环形切除囊壁，边切边止血。

第六，将标本取出，妥善保管，及时送检。

第七，检查无活动性出血，清点手术用物无误后，腹膜后放置引流管，排出腔隙内CO_2，直视下退出各穿刺器，缝合各切口。

五、手术配合注意事项

第一，体位摆放时要注意患者安全，保证患者各部位舒适，不受压，患侧上肢用弹性绷带固定在高托手架上。

第二，连接各导线时保证光缆线不打折，整齐摆放在手术台上并加盖皮巾，防止锐器划破。

第三，术中使用双极钳、电钩会在腹腔产生大量的烟雾，影响视野，要及时放出。

第四，术中及时准确地传递器械。

第五，中转开腹时要沉着冷静，认真清点器械用物。

第六，手术开始前要把电刀脚踏板放在手术者便于操作的位置，术中单极、双极的使用要随时调节。

第七，用胶布固定体位，应分别在髂骨下缘1～2 cm、乳头连线与腋中线交界处的皮肤贴上贴膜保护。

第三节　腹腔镜肾癌根治术

一、术前准备

（一）器械、敷料

大器械包、剖腹包、手术衣包、泌外腔镜器械、腔镜镜头。

（二）一次性物品

大牛角针、11#刀片、板线（1#、4#、7#）、长吸引器管、吸引器袋、小抽纱2包、50 mL注射器、负极板、16#脑室引流管、引流袋、（6 cm×7 cm）敷贴2片、（9 cm×10 cm）手术敷贴1片、止血纱布、一次性组织闭合夹（备用）、超声刀（线）、双极（线）、电钩（线）、组织闭合夹钳、钛夹钳、纱条。

（三）仪器

腹腔镜显示系统、超声刀主机、高频电刀主机。

二、麻醉方法

静脉复合全身麻醉。

三、手术体位

取健侧卧位，患侧向上，腰部顶高位，显露患侧肾。

四、手术步骤

第一，消毒，铺单，连接各导线。

第二，在第12肋下缘与腋后线交界处1～2 cm切开皮肤2 cm，用示指和弯钳钝性分离各层肌肉至腰背筋膜，用弯钳分开腰背筋膜，用示指紧贴腰大肌将腹膜向前推开，扩开一小腔隙。

第三，放入扩张球囊，向其充气500～800 mL，保留3 min后，放气取出。放入10 mm穿刺器，用大牛角针、7#线缝合操作孔防止漏气，冲入CO_2，维持腹压12～15 mmHg，放入镜头。

第四，在腋中线与髂嵴交界处上2 cm做第2个操作孔，在腋前线与第10肋交界处下2 cm做第3个操作孔。

第五，第2、第3个操作孔分别放入双极钳、电钩。观察后腹腔内侧腹膜、腰大肌、膈肌角及肾周围脂肪囊等解剖。

第六，游离结肠，电钩切开肾周筋膜，肾包膜外游离肾脏，于肾下极内侧找到输尿管，上钛夹后离断，沿其向上游离至肾盂，分离出肾动脉和肾静脉，打开血管鞘，动脉近端上一次性组织闭合夹2～3个，远端上钛夹1个，离断血管，肾静脉同法处理。

第七，将切除的肾脏置于标本袋内扩大腋后线切口取出，妥善保管，及时送检。

第八，检查创面并彻底止血后，放置引流管，排出腔隙内CO_2，经腋后线穿刺器引出。

第九，退出各穿刺器，缝合各切口。

五、手术配合注意事项

第一，体位摆放时注意安全，保证患者各部位舒适，不受压，患侧上肢用弹性绷带固定在高托手架上。

第二，连接各导线时保证光缆线不打折，整齐摆放在手术台并加盖皮巾，防止锐器划破。

第三，术中使用双极钳会在腹腔产生大量的烟雾，影响视野，要及时放出。

第四，术中及时准确地传递器械。

第五，中转开腹时要沉着冷静，认真清点器械用物。

第六，手术开始前要把电刀脚踏板放在手术者便于操作的位置，术中单极、双极的使用要随时调节。．

第四节　腹腔镜肾蒂淋巴管剥脱术

一、术前准备

（一）器械、敷料

大器械包、剖腹包、手术衣包、泌外腔镜器械、腔镜镜头。

（二）一次性物品

大牛角针、11#刀片、板线（1#、4#、7#）、长吸引器管、吸引器袋、小抽纱2包、50 mL注射器、负极板、脑室引流管（12#、14#、16#）、引流袋、（6 cm×7 cm）敷贴2片、（9 cm×10 cm）手术敷贴1片、止血纱布、一次性组织闭合夹（备用）、双极（线）、电钩（线）、组织闭合夹钳、钛夹钳、纱条。

（三）仪器

腹腔镜显示系统、高频电刀主机。

二、麻醉方法

静脉复合全身麻醉。

三、手术体位

取健侧卧位，患侧向上，抬高"腰桥"，使腰部扩充伸展，显露患侧肾。

四、手术步骤

淋巴管造影显示肾脏淋巴引流非常丰富，淋巴管与肾脏血管伴行，由肾柱出肾实质，在肾窦形成几支大的淋巴主干。肾脏包膜、肾周脂肪之间的交通支与肾窦淋巴管会合出肾门并与肾动脉、肾静脉伴行。来自肾盂上段输尿管的淋巴回流也汇入肾门的淋巴主干，夹闭或结扎切断肾门处与肾动脉、肾静脉伴行的淋巴主干及与之会合的交通支。

后腹腔镜肾脏松解术主要包括肾周淋巴管的松解剥离，肾门淋巴管的松解剥离及输尿管周围淋巴管的松解剥离。肾门处的淋巴管在肾门周围的结缔组织内与肾脏血管伴行，分离困难，用腔镜吸引器钝性分离加超声刀锐性分离可安全分离肾脏血管及淋巴管。另外，腹腔镜的放大作用，可清楚辨认肾门处的淋巴管，使淋巴管剥离更完全。

（一）准备

消毒，铺单，连接各导线。

（二）穿刺点选择

于腋后线第12肋缘下，如第12肋较短时，可选择第12肋尖处切一与脊柱平行1.5 cm横指宽的切口，用血管钳钝性分离穿过腰背筋膜，用示指在肾周间隙稍做分离，放入扩张球囊，注入空气500～800 mL以扩张肾周间隙。在示指引导下，于腋前线第1肋下，于腋后线8 cm及腋中线髂嵴上缘约2 cm处切开皮肤，分别置入5 mm穿刺器和10 mm穿刺器。腋后线第12肋下穿刺点置入10 mm穿刺器，缝合缩紧切口以防漏气。手术开始前经穿刺器进气孔充入CO_2，使压力保持在12～15 mmHg以充分扩张后腹腔间隙。

1.肾周淋巴管的松解剥离

用双极电凝或电钩分离肾脏背侧肾筋膜，沿肾包膜表面分别剥离切除肾脏上极、下极及肾脏前后侧的脂肪组织。

2.肾门淋巴管的剥离

在肾门处找到肾动脉，仔细分离肾动脉，用双极钳或电钩小心剪开动脉表面血管纤维鞘，若肾动脉Ⅱ级血管用双极钳分离时误切断，用钛夹（组织闭合夹）

夹闭止血，只有肾脏下极很小范围肾实质变黑。肾脏静脉与动脉不同，表面无明显的血管鞘，分离相对容易，仅用腔内吸引器在静脉表面做钝性分离即可，分别用钛夹（组织闭合夹）夹闭切断肾门背侧及腹侧扩张的淋巴管。

3.输尿管周围淋巴管的松解剥离

从肾门向下游离输尿管至髂血管分叉处。检查术野无出血，经髂嵴上缘的穿刺孔放置脑室引流管，缝合关闭穿刺孔切口。

（三）后腹腔镜肾蒂淋巴管剥脱术中的注意事项

第一，后腹腔气腹制备时应有一定空间以便较好显露肾脏，自腰三角做一切口，钝性分开腰背筋膜，经该切口扩张后腹腔的方法较经髂嵴上途径具有操作简单、快速的特点。由于经此途径主要是扩张腹膜后间隙而不是侧腹膜外的间隙，因此能更好地显露肾脏。

第二，肾周筋膜纵形切开，切口自膈下至肾下极，避免损伤腹侧腹膜，否则气体进入腹腔可减小后腹腔空间，影响手术视野。

第三，游离肾脏时用双极电凝或电刀紧靠肾脏表面分离，粘连组织采用双极电凝或电钩切割，可以减少术后淋巴液渗出。

第四，肾蒂周围淋巴管分离结扎是手术重点，难度大，技术要求高，首先应分离包含大量淋巴管的肾血管周围疏松组织，用钛夹钳夹后离断，如发现较粗大淋巴管应单独用钛夹夹闭后离断，然后分离、夹闭、离断肾血管鞘。分离从肾动脉背侧开始，然后是肾静脉前淋巴管，最后分离结扎肾动脉、静脉之间的淋巴管。

五、手术配合注意事项

第一，体位摆放时要注意患者安全，保证患者各部位舒适，不受压，患侧上肢用弹性绷带固定在高托手架上。

第二，连接各导线时保证光缆线不打折，整齐摆放在手术台并加盖皮巾，防止锐器划破。

第三，术中使用双极钳会在腹腔产生大量的烟雾，影响视野，要及时放出。

第四，术中及时准确地传递器械。

第五，中转开腹时要沉着冷静，认真清点器械用物。

第六，手术开始前要把电刀脚踏板放在手术者便于操作的位置，术中单极、双极的使用要随时调节。

第七，术中及时配合医师录像及拍照片。

第五节　腹腔镜输尿管切开取石术

一、术前准备

（一）器械、敷料

大器械包、剖腹包、手术衣包、泌外腔镜器械、腔镜镜头。

（二）一次性物品

大牛角针、11#刀片、板线（1#、4#、7#）、长吸引器管、吸引器袋、小抽纱2包、注射器（20 mL、50 mL）、负极板、脑室引流管（12#、14#、16#）、引流袋2个、（6 cm×7 cm）敷贴2片、（9 cm×10 cm）手术敷贴1片、抗菌微乔4/0线、硬膜外导管、石蜡油、止血纱布、组织闭合夹（备用）、一次性组织闭合夹钳、双极（线）、电钩（线）、钛夹钳、取石钳、输尿管抓钳、纱条。

（三）仪器

腹腔镜显示系统、高频电刀主机。

二、麻醉方法

静脉复合全身麻醉。

三、手术体位

先取截石位，后取健侧卧位，患侧向上，腰部顶高位，显露患侧肾。

四、手术步骤

第一，取健侧卧位，患侧向上，腰部顶高，消毒，铺单，连接各导线。

第二，在第12肋下缘与腋后线交界处1～2 cm切开皮肤2 cm，用示指或者弯钳钝性分离各层肌肉至腰背筋膜，用弯钳分开腰背筋膜，用示指紧贴腰大肌将腹膜向前推开，扩开一小腔隙。

第三，放入扩张球囊，向其充气500～800 mL，保留3 min后，放气取出。放入10 mm穿刺器，用大牛角针、7#线缝合操作孔防止漏气，冲入CO_2，维持腹压12～15 mmHg，放入镜头。

第四，在腋中线与髂嵴交界处上2 cm做第2个操作孔，在腋前线与第10肋交界处下2 cm做第3个操作孔。第2、第3个操作孔分别放入双极钳、分离钳，分离脂肪组织，找到输尿管结石处，用输尿管抓钳夹住输尿管，用电钩烧开一小口，用取石钳取出结石。

第五，用斑马导丝、硬膜外管把双J管从输尿管切口处置入输尿管，用抗菌微乔4/0线缝合输尿管。

第六，打开冲洗生理盐水开关，检查输尿管是否缝合好。

第七，检查创面并彻底止血后，放置引流管，经腋后线穿刺器引出。

第八，退出各穿刺器，缝合各切口。

五、手术配合注意事项

第一，体位摆放时注意患者安全，保证患者各部位舒适，不受压，患侧上肢用弹性绷带固定在高托手架上。

第二，连接各导线时保证光缆线不打折，整齐摆放在手术台上并加盖皮巾，防止锐器划破。

第三，术中使用双极钳会在腹腔产生大量的烟雾，影响视野，要及时放出。

第四，术中及时准确地传递器械。

第五，中转开腹时要沉着冷静，认真清点器械用物。

第六，手术开始前要把电刀脚踏板放在手术者便于操作的位置，术中单极、双极的使用要随时调节。

第六节　腹腔镜前列腺癌根治术

一、术前准备

（一）器械、敷料

大器械包、剖腹包、手术衣包、泌外腔镜器械、腔镜镜头。

（二）一次性物品

大牛角针、板线（1#、4#、7#、11#）、长吸引器管、吸引器袋、小抽纱2包、50 mL注射器、负极板、16#脑室引流管、引流袋、（6 cm×7 cm）敷贴3片、（9 cm×10 cm）手术敷贴1片、止血纱布、一次性组织闭合夹（备用）、超声刀（线）、双极（线）、电钩（线）、组织闭合夹钳、钛夹钳、纱条。

（三）仪器

腹腔镜显示系统、超声刀主机、高频电刀主机。

二、麻醉方法

静脉复合全身麻醉。

三、手术体位

截石位。

四、手术步骤

第一，消毒，铺单，连接各导线。

第二，气腹针经脐穿刺进入腹腔内，连接气腹机后低压充气。待整个腹壁隆起后，在脐部水平切开皮肤1 cm，用10 mm穿刺器置入。然后在30°观察镜的引导下进入随后的穿刺器，防止损伤腹腔内肠管和腹壁下的血管，用2个5 mm穿刺器分别在两侧髂前上棘内侧2 cm处置入，用2个10 mm穿刺器分别在1、2、3、4穿刺点的连线的中点和腹直肌外缘处置入。

第三，游离输精管和精囊腺，切开腹膜会阴筋膜，扩大Retzius腔，切开盆侧筋膜和分离前列腺尖部，缝扎阴茎背深静脉丛，切断膀胱颈，处理前列腺的侧蒂，横断尿道，在膀胱颈的4个对角缝4针，使膀胱黏膜外翻。膀胱颈的直径应同横断的尿道基本相符，同尿道膀胱吻合。

第四，将切除的前列腺置于标本袋内取出，妥善保管，及时送检。

第五，检查创面并彻底止血后，放置引流管，经腋后线穿刺器引出。

第六，退出各穿刺器，缝合各切口。

五、手术配合注意事项

第一，体位摆放时要注意患者安全，保证患者各部位舒适，不受压，防止术中医师用力压患者膝部。

第二，连接各导线时保证光缆线不打折，整齐摆放在手术台上并加盖皮巾，防止锐器划破。

第三，术中使用双极钳会在腹腔产生大量的烟雾，影响视野，要及时放出。

第四，术中及时准确地传递器械。

第五，手术开始前要把电刀脚踏板放在手术者便于操作的位置，术中单极、双极的使用要随时调节。

第七节　经皮肾镜弹道超声碎石取石术

一、术前准备

（一）器械、敷料

膀胱镜检包、手术衣包、腹包。

（二）一次性物品

11#刀片、4#线团、脑外科贴膜、石蜡油棉球、20 mL注射器、显微镜套、尿袋。

（三）手术物品及器械的准备

EMSⅢ代连接好各种插头，检查负压吸引是否良好，腔镜系统1套、输尿管镜、经皮肾镜、光纤、灌注泵、等渗盐水、气压弹道碎石手柄、气压弹道碎石探针、超声探针、肾穿刺套装1套、5#输尿管导管、金属扩张器1套、异物钳、超声吸引胶管、B超机、手术敷贴、COOK输尿管支架管、术前X线光学片等。此外还需准备好开腹手术器械，以备中转开腹之用。

二、麻醉方法

框管内麻醉或静脉复合全身麻醉。

三、手术体位

先取截石位，后改俯卧位。

四、手术步骤

第一，麻醉后应摆好截石位，注意支腿架不宜过高或过低，两腿分开不宜过宽，腘窝部用加厚的海绵垫垫好，约束带固定，防止腓总神经受损、骶骨与髂嵴关节及周围的韧带和肌肉受损。协助医师将4F或5F输尿管置入手术侧的输尿管上端内，以免结石下移或顶住结石不利于碎石，之后插入透明三腔气囊尿管留置导尿。为了防止输尿管导管移动或脱出，将它固定在三腔气囊尿管上。经输尿管导管注入等渗盐水造成人工肾盂积水，便于术中穿刺。

第二，将患者改为俯卧位，分别于头面部、腋下、肋缘下、两髂骨间各垫1个软垫，在腹部垫上特制的长方形加厚海绵垫，使患者肾区凸起便于手术，同时应注意胸部、腹部的受压情况，以免影响呼吸、循环系统。保证患者安全、舒适、固定牢靠、暴露充分、操作方便。

第三，常规术野消毒铺巾，贴手术薄膜，妥善固定各管道，连接摄像镜头、光纤、灌注泵、气压弹道碎石装置、吸引器等。在穿刺处贴上脑外科贴膜以收集外流的冲洗液入桶，这样既保证了手术台面及地面的干燥、清洁，又有利于收集冲出的碎石。

第四，协助医师B超检查并定位穿刺点。B超引导下以穿刺针进入肾集合系统，抽出针芯，如有尿液流出，证明穿刺成功；如无尿液流出，可适当调整进针角度。证实穿刺针进入肾集合系统后，沿穿刺针置入穿刺导丝，再以穿刺针为中心，手术刀切开皮肤，切口长约0.5 cm。拔出穿刺针，沿导丝以筋膜扩张器F8~F18逐渐扩张，留置F18 peel-away套鞘，输尿管镜进入检查穿刺部位及深度是否准确，有无出血及穿透、损伤等。若位置准确且无特殊异常，则沿导丝置入金属扩张器，逐渐扩张通道至F20，后置入经皮肾镜短镜鞘。穿刺完毕。

第五，置入经皮肾镜，寻找结石，较小及比较松软的结石用EMS超声碎石并将结石吸出。若结石较大且质硬，则先以气压弹道击碎结石，再以超声碎石吸出结石或用碎石钳取出结石。最后检查各肾盏内有无残留结石，或用B超等检查有无残留结石。

第六，手术结束，于患侧输尿管内置1个输尿管支架管，引流尿液，预防狭窄。此外，如有残留结石，还可以用体外震波碎石排石。肾穿刺通道内置1个硅胶肾造瘘管，如有2个或3个通道，其余通道可用20#T管作为造瘘管。肾造瘘管一般术后3～5天拔出，输尿管支架管一般在检查无残留结石后，于术后4～6周拔出。

五、手术配合注意事项

第一，术中需协助医师观察患者生命体征变化，如膀胱截石位两腿应自然下垂，如果过高，腘窝神经就会受压。放平两腿时动作要轻柔，扶住双腿做几次屈伸运动后放平，防止肢体突然平放时大量血液移向下肢造成有效循环血量锐减而出现急性循环虚脱。因为俯卧位会使患者的腹部受压，体位改变和腹部受压可致下腔静脉回流受阻，心排出量下降，导致血压下降，反射性心动过速，甚至发生低血容量性休克，所以术中必须严密观察出血情况，监测血压，调整输液速度以保持血压平稳。另外，还应密切观察患者的呼吸情况，因为穿刺的位置是在第11～12肋下线，有可能会损伤胸膜。俯卧位对患者的呼吸也有一定的影响，在手术过程中要不时观察患者有无腹胀情况及腹部压力情况，以防手术时肾脏或输尿管损伤以致灌注液外渗。若手术时间长，外渗液体量大，会造成水中毒及稀释性低钠血症，严重时可危及患者生命。

第二，器械清洁与护理。若为感染手术，手术器械应用高效化学消毒液浸泡30 min后再清洗。清洗输尿管镜和取石钳时，不要碰硬物。输尿管镜内腔用小软刷刷净黏着物并用高压水枪冲洗，清洗时轻拿轻放。清洗后，用柔软的吸水布擦干净取石钳、输尿管镜体，腔镜器械各关节、接头、灌注泵的管道用虹吸机彻底吸干。套上专用保护套，置于专柜内保存，光导纤维束和各种导线用75%酒精纱布擦去血迹和污迹，无角度盘旋放置，避免扭曲折叠。腔内弹道碎石机和灌注泵使用后将余气排尽，使压力为0，碎石杆与碎石手柄用75%酒精纱布擦干净备用。用清洁布擦干净碎石机和灌注泵，套上专用保护套放置于阴凉干燥处。

第八节　经尿道前列腺等离子切除术

一、术前准备

（一）器械、敷料

膀胱镜检包、手术衣包、电切套管常规器械。

（二）一次性物品

脑外科薄膜、石蜡油棉球、20 mL注射器、引流袋、冲洗连接管、等渗盐水、三腔导尿管。

（三）仪器

腹腔镜显示系统、电工作站。

二、麻醉方法

椎管内麻醉。

三、手术体位

膀胱截石位。

四、手术步骤

第一，应用等离子电切镜、电切环、柱状电极。设定峰值电压。插入电切镜，观察精阜、膀胱、前列腺、尿道。

第二，采用电极环电凝精阜，水平切出一条标志沟。然后转向两侧叶，即右侧叶7:00—8:00处、左侧叶4:00—5:00处切除倾塌后前列腺组织。

第三，采用推剥法在前列腺被膜下推剥，距膀胱颈1～2 cm处停止，换用电切环将浮起的前列腺完整切除。顺序一般是中叶—左叶—右叶。修平膀胱颈后唇，使之与三角区在一个平面。切除尖部和精阜两侧前列腺组织，使膀胱颈至精阜形成一条"通道"。

第四，充分止血后，用艾力克将切割下的前列腺组织碎片从膀胱中吸出。

第五，插入三腔导尿管，连接冲洗和集尿袋，持续膀胱引流。

五、手术配合注意事项

第一，截石位使下腹周围受支架压迫，时间过长可造成下肢及全腹深静脉血栓形成，预防方法是选择适当的支架位置并垫软枕。

第二，冲洗速度要适宜，以便保证术野清晰，及时发现出血点，同时也要保证避免冲洗过程中空气进入膀胱内。

第三，保证手术室温度合适（23～25℃），冲洗液的温度以35～37℃为宜。温度过高，可使膀胱壁静脉扩张，静脉壁变薄，易出血；温度过低，可使体温降低。手术时间长，患者可出现发冷寒战，体温不升，故术中注意保暖。

参考文献

[1] 贾青，王静，李正艳. 临床护理技术规范与风险防范[M]. 北京：化学工业出版社，2021.

[2] 应燕萍，杨丽，凌瑛，等. 临床实用护理技术操作流程及规范[M]. 南宁：广西科学技术出版社，2021.

[3] 窦超，王淑云，宇毅，等. 临床护理规范与护理管理[M]. 北京：科学技术文献出版社，2020.

[4] 孙淑华，王丽华，刘增艳，等. 现代临床护理规范[M]. 北京：科学技术文献出版社，2019.

[5] 王晓艳. 临床外科护理技术[M]. 2版. 长春：吉林科学技术出版社，2019.

[6] 夏五妹，王娟，谭雪梅，等. 现代基础护理技术与临床实践[M]. 郑州：河南大学出版社，2019.

[7] 张蕾，黎弘海，胡开红，等. 实用护理技术与专科护理常规[M]. 北京：科学技术文献出版社，2019.

[8] 杜亚娜，杨美玲，莫凤莲，等. 实用临床护理技术与实践[M]. 北京：科学技术文献出版社，2019.

[9] 黄粉莲. 新编实用临床护理技术[M]. 2版. 长春：吉林科学技术出版社，2019.

[10] 蔡骅，缪羽. 腔镜手术护理配合手册[M]. 北京：科学技术文献出版社，2019.

[11] 刘毅. 外科护理技术指导[M]. 广州：世界图书出版广东有限公司，2019.

[12] 唐会枚，邓贤，倪荔. 护理技术理论与实践[M]. 长春：吉林科学技术出版社，2019.

[13] 吕斌，马丽，郭淑敏．现代护理技术[M]．长春：吉林科学技术出版社，2019．

[14] 陈兵，刘霞，陈晓东．临床外科诊疗与护理[M]．北京：科学技术文献出版社，2019．